W0261376

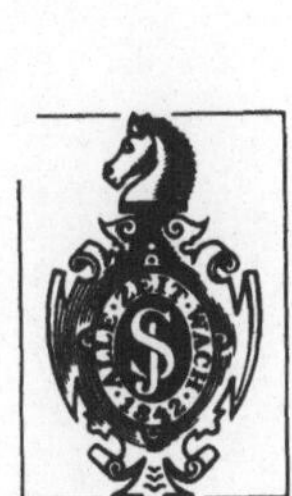

H.L. Lennard   A. Gralnick

Das psychiatrische Krankenhaus

Therapeutischer Prozeß – Kontext und Werte

Übersetzt aus dem Amerikanischen von Werner Schwarz

Geleitwörter von
Peter Novak, Judd Marmor und Anselm Strauss

Springer-Verlag
Berlin Heidelberg New York
London Paris Tokyo

Prof. Dr. Henry L. Lennard
Symposia on New Approaches to Therapeutic Environments
P.O. Box QQQ, Southampton, NY 11968, USA

Dr. Alexander Gralnick
High Point Hospital
Rye Brook, Port Chester, NY 10573, USA

Titel der amerikanischen Originalausgabe:
H.L. Lennard: „The Psychiatric Hospital"
© 1986 by Human Sciences Press, Inc., New York/USA

ISBN-13:978-3-540-19251-0   e-ISBN-13:978-3-642-73677-3
DOI: 10.1007/978-3-642-73677-3

CIP-Titelaufnahme der Deutschen Bibliothek
Lennard, Henry L.:
Das psychiatrische Krankenhaus / H.L. Lennard. Übers. aus d. Amerikan. von
W. Schwarz. Geleitw. von Peter Novak, Judd Marmor u. Anselm Strauss. –
Berlin; Heidelberg; New York; London; Paris; Tokyo: Springer, 1988
  Einheitssacht.: The psychiatric hospital ⟨dt.⟩
  ISBN-13:978-3-540-19251-0

Gesamtherstellung: Druckhaus Beltz, Hemsbach/Bergstr.
2119/3140-543210 – Gedruckt auf säurefreiem Papier

Einführung

Dr. Suzanne Crowhurst-Lennard, Ph.D. (Architektur) zeichnet für das Kapitel „Die räumliche Umgebung als Therapieform" an erster Stelle verantwortlich. Außerdem sind in das Buch Abschnitte aus einem früheren Bericht mit eingegangen, der aus der Zusammenarbeit mit Dr. Donald Ransom resultierte.

„Von allem, was mir begegnet, bin ich ein Teil", läßt Tennyson seinen Ulysses sagen. Ich habe in der Tat Glück gehabt, daß meine Arbeit über therapeutische Prozesse kollegiale Beziehungen mit vielen denkfreudigen und kreativen Klinikern mit sich brachte. Auf diese Weise habe ich mit Nathan Ackerman, Arnold Bernstein, Donald Bloch, Leon Epstein, Alexander Gralnick, Donald Jackson, Stephen Kempster, Helen Meyers und Harley Shands zusammengearbeitet. Im Laufe der Jahre habe ich von der Arbeit vieler Kollegen und Freunde profitiert: Matthias C. Angermeyer, Robert Bales, Howard Becker, Gregory Bateson, Albert Jonsen, Theodore Lidz, Robert Merton, Frederick Meyers, Peter Novak, Ivan Boszormenyi-Nagy, Johann Jürgen Rohde, Jürgen Ruesch, Nevitt Sanford, John Spiegel, Anselm Strauß und Otto Allen Will. Als jemand, der sich mit einer Vielfalt intellektueller Disziplinen und theoretischer Systeme auseinandergesetzt hat, fühle ich mich von Butterfields Feststellung herausgefordert: „Von allen Formen geistiger Aktivität ist keine schwieriger zu erreichen ... als die Kunst, dieselben Daten in einem zweiten Versuch in ein völlig neues System von Interrelationen einzuordnen, indem man einen anderen Rahmen zugrunde legt." In diesem Zusammenhang möchte ich Herrn Philip Sapir meine Dankbarkeit bekunden. Als Präsident der Grant Foundation unterstützte er meine Arbeit an der Nahtstelle zwischen klinischer Praxis und Verhaltenswissenschaft.

Obwohl ich als erster Sozialwissenschaftler in das American College of Neuropsychopharmacology, eine interdisziplinäre Gruppe zur Erforschung der Rolle von Medikamenten in der psychiatrischen Behandlung, berufen wurde, haben mir im Laufe der Zeit die Verhaltens- und ethischen Risiken angesichts des Masseneinsatzes dieser Therapieform immer mehr zu schaffen gemacht. Wenn ich gleich von Freuds visionärer Kraft und der Leistung der Psychoanalyse nach wie vor stark beeindruckt bin, stimme ich heute doch mit Philip Rieff überein, daß „der Triumph der Therapie" nicht immer nur ein Segen ist. Ferner teile ich nicht länger die Leidenschaft, mit der familientherapeutisch arbeitende Systemtheoretiker den Glauben an das „Unbewußte" mit einem unerschütterlichen Vertrauen in „Systeme" vertauschen. Im Anhang findet sich der Abschnitt „Ein Konzept der

Geisteskrankheit", der eine Analyse der gängigen Auffassungen von psychischen Störungen enthält und meine eigene Präferenz für ein mehrschichtiges, doch gemäßigtes Modell deutlich macht.

Wenn mein Freund und Lehrer Harley Shands von den Wundern einer neuen therapeutischen, religiösen oder sozialen Bewegung hörte, pflegte er lakonisch festzustellen: „Meine Erlösung kam, als ich 14 war." Auch ich bin nie ein wahrer Gläubiger gewesen! Wenn ich mich zu einer Ideologie bekenne, dann zu der von Harry Stack Sullivan: „Letztlich sind wir alle bloß Menschen, ob wir nun glücklich und erfolgreich, zufrieden und gleichgültig, unglücklich und psychisch gestört oder sonstwas sind."

Henry L. Lennard

Geleitwort I

Wohl kaum ist in Deutschland ein Gebiet der Medizin durch den Nationalsozialismus in seiner Entwicklung stärker beeinträchtigt worden als die Psychiatrie. Erst der Aufbruch in der Bundesrepublik Deutschland der 60er Jahre zu mehr Partizipation aller Bürger – auch der Kranken und besonders der psychisch Kranken – an den gesellschaftlichen Institutionen und Prozessen machte das Elend der Psychiatrie deutlich genug. So deutlich, daß die Bundesregierung eine Expertenkommission berief und schließlich 1975 eine Enquête zur Lage der Psychiatrie in Deutschland mit umfassenden Empfehlungen vorlegen konnte. Als Theorie und Praxis der therapeutischen Gemeinschaft bekannt wurden, erzeugte dies ebensoviel Hoffnung und Faszination wie Ablehnung, Verdächtigung und Feindschaft. Nahezu verschüttet blieben die bedeutenden Ergebnisse der Pionierwerke soziologischer Untersuchung therapeutischer Institutionen wie z.B. Bill Caudills Studie über die psychiatrische Klinik als Gesellschaft im Kleinen *(The psychiatric hospital as a small society)* oder die Forschungen von Stanton und Schwartz über die gleiche Institution (vgl. *The mental hospital*).

Wer kennt eigentlich hierzulande diese Forschungsansätze und -ergebnisse, die im englischen Sprachraum von großem Einfluß auf die stationäre Versorgung psychisch Kranker waren, die Entwicklung des außerstationären und besonders des komplementären Versorgungsbereichs gefördert haben, die schließlich auch der empirischen Sozialforschung entscheidende innovative Impulse gaben, während in der Bundesrepublik der 60er und 70er Jahre ein lächerlicher Streit in der Soziologie über qualitative vs. quantitative Sozialforschung ausbrach, der mindestens die medizinische Soziologie immer noch schädigt?

Das von dem klinischen Soziologen Henry L. Lennard unter Mitarbeit des Psychiaters und Klinikdirektors Alexander Gralnick 1986 in den USA publizierte Werk *The Psychiatric Hospital*, dessen deutsche Übersetzung nun dem Leser vorliegt, steht ganz in jener fruchtbaren Tradition, die hier nahezu unbekannt geblieben ist. Lennard, im jugendlichen Alter aus Wien emigriert, hat die Soziologie bei Paul Lazarsfeld und Robert K. Merton gelernt. Aber auch Sozialpsychologie und Psychoanalyse studierte er an der Columbia University, New York. Die spätere Zusammenarbeit mit Gregory Bateson und Anselm Strauss beeinflußte ihn stark. Er gehörte zu der Palo-alto-Schule mit Donald Jackson und Jay Haley. All dies und die Zusammenarbeit mit Nathan Ackerman machten ihn zu einem der Pioniere der Familientherapie. Sein frühestes Werk *Anatomy of Psychotherapy* und seine sozialpharmakologischen Arbeiten sind auch in der deutschen Psychotherapieszene bekannt geworden, und ihr Einfluß – auch auf die jüngste Generation der Psychotherapeuten – ist weiterhin nachweisbar.

Die minutiös genaue Beobachtung und Analyse der Wirkung psychotroper Medikamente und Drogen auf bedeutende Interaktionsprozesse zwischen Kranken und Drogenabhängigen, Ärzten, Pflegepersonal, Familienangehörigen und Freunden der Kranken bildet einen Schwerpunkt in Lennards Werk. Den unterschiedlichen sozialen Wertvorstellungen der an den therapeutischen und außertherapeutischen Interaktionen Beteiligten gilt sein besonderes Interesse, im Zusammenhang mit dem Einfluß der räumlichen Umgebung und mit Blick auf die Möglichkeiten der Wiederherstellung sozialer Kompetenzen.

Gestaltung, Möblierung und Schmuck von Patientenzimmern, Aufenthalts-, Eß- und Arbeitsräumen, Stations-, Arzt- und anderen Personalräumen, Fluren und Küchen werden hinsichtlich beabsichtigter wie auch nicht beabsichtigter Wirkungen auf Interaktionen und therapeutische Bemühungen untersucht, ebenso aber auch Merkmale der Außenarchitektur sowie der Räume und Plätze für Erholung und Sport, geographische und verkehrsbezogene Situation therapeutischer Einrichtungen und deren Position in der Gemeinde und der Region. Hier arbeitet Lennard eng mit seiner Frau zusammen, der Architektin Suzanne Crowhurst Lennard.

Nicht zufällig ist Henry Lennards Arbeit eingeflossen in die seit einigen Jahren stattfindenden großen und öffentlich stark beachteten internationalen Konferenzen „Making Cities Livable", die er und Suzanne Crowhurst Lennard organisieren.

Lennards Werk gilt dem Bemühen, nicht nur die psychisch Kranken – besonders die psychotisch Kranken –, sondern ebenso das psychiatrische Krankenhaus und die darin Beschäftigten aus der sozialen Isolierung hinaus- und in die Gemeinde, die Stadt, hineinzuführen. In Alexander Gralnick hat er einen kongenialen Krankenhauspsychiater und Partner gefunden.

Mit der deutschen Übersetzung des jüngsten Werks von Henry Lennard, das auf empirischen soziologischen Ergebnissen beruht, ist beabsichtigt, den deutschen Leser und gerade auch den „psychiatrischen Nachwuchs" – Ärzte wie Pflegepersonal und Auszubildende – an eine lebendige Tradition praktizierter Humanität für den psychisch Kranken heranzuführen. Dabei darf nicht ausbleiben, daß auch kritische Fragen gestellt und provoziert werden. Ist das untersuchte „High Point Hospital" in der neuenglischen Parklandschaft nordöstlich von New York an der Atlantikküste nicht doch eine künstliche heile Welt? Oder ist diese Welt gar nicht so heil? Läßt sich mit den dort gepflegten und vermittelten Werten in der Welt des Alltags leben, und wenn schon, wie gut und wie lange? Wie immer diese Fragen im Text beantwortet werden oder gerade auch keine Antwort finden: In der High-Point-Klinik werden auch zahlreiche Jugendliche psychotisch Kranke aus den sozialen Elendsgebieten der Bronx und Brooklyns behandelt. Jedenfalls wird hiermit dem deutschen Leser ein Stück Bemühen um Humanität für den psychisch

Kranken und das psychiatrische Krankenhaus vorgelegt im Zusammenhang mit einer bei uns verschütteten Tradition darauf bezogener empirischer Sozialforschung.

Ulm, im September 1988   Peter Novak

Geleitwort II

Die um die Jahrhundertwende von Freud angezettelte Revolution in der psychiatrischen Therapeutik hatte bis zur Mitte des 20. Jahrhunderts nach und nach das Denken fast aller in der Klinik oder Praxis tätigen Psychiater in ihren Bann gezogen. Dieses Denken ging davon aus, daß die psychischen Störungen des Menschen auf verdrängte Konflikte oder fehlerhafte Abwehrmechanismen zurückzuführen seien. Im Mittelpunkt der therapeutischen Bestrebungen stand folglich das intensive Bemühen um die „Aufdeckung" der intrapsychischen Entstellungen und Abwehrreaktionen, die dem Patienten die Bewältigung seiner Situation schwer machen. Das Umfeld wurde dabei mehr oder minder als „gegeben" vorausgesetzt.

In manchen psychoanalytischen Kreisen fand diese Auffassung auch Eingang in die Behandlung der „funktionellen" Psychosen und insbesondere der Schizophrenie. In der Annahme, daß schizophrene Patienten geheilt werden könnten, wenn man sie nur in die Lage versetzte, Einsicht in ihr intrapsychisches Geschehen und die darin ablaufenden Abwehrvorgänge zu gewinnen, wurden Stunden oder gar Jahre darauf verwandt, die Bedeutung schizophrenen Verhaltens und schizophrener Wahnvorstellungen und Halluzinationen herauszuarbeiten. Es kam dabei in erster Linie darauf an, das Verständnis des Betreffenden so weit zu treiben, daß er seine „Verdrängungen" los werden konnte. Freuds berühmtes Diktum: „Wo das Es ist, soll das Ich sein!" hieß im Klartext der Praxis: der Patient ist um so gesünder, je mehr verdrängtes Material dem Bewußtsein wieder zugänglich gemacht wird.

In der zweiten Hälfte des 20. Jahrhunderts machte sich jedoch in der Hinsicht auf psychische Erkrankungen allmählich eine Betrachtungsweise bemerkbar, die schließlich auf eine fast ebenso folgenschwere psychiatrische Revolution hinauslief wie die von Freud. Das psychopathologische Geschehen wurde nicht mehr allein mit intrapsychischen Vorgängen in Zusammenhang gebracht, sondern vielmehr mit der Eigenart der jeweiligen interpersonellen Beziehungen und mit der Wechselwirkung zwischen der intrapsychischen Dynamik des einzelnen und der Soziodynamik des sozialen Umfelds. Der Ort des psychopathologischen Geschehens wurde also nicht mehr in die Psyche des Betroffenen verlegt, sondern dem *System* seiner interpersonellen und sozialen Beziehungen und den Auswirkungen seiner Beziehungsstörungen auf den persönlichen Entwicklungsprozeß zugeordnet.

Dieser Wechsel der Sichtweise brachte eine wesentliche Wandlung des psychotherapeutischen Vorgehens innerhalb und außerhalb der psychiatrischen Klinik mit sich. In der Einzeltherapie liegt die Gewichtung jetzt nicht mehr auf dem Prozeß des „Aufdeckens" oder auf der Vermittlung von „Einsichten", sondern auch auf der Verständlichmachung der Realitätsfaktoren, die den Dekompensationsprozeß in Gang setzen, und nicht zuletzt auf deren Modifikation, soweit eine solche möglich ist. Darüber hinaus wird das therapeutische Vorgehen nicht länger als ein Prozeß gesehen, bei dem der Therapeut dem Patienten Verständnis beibringt, vielmehr wird der therapeutische Prozeß als eine dynamische Interaktion zwischen zwei Menschen verstanden, in welcher das empathische und fürsorgliche Verständnis und die wohlwollende Führung des Therapeuten offen oder versteckt eine wesentliche Rolle spielen.

Auch in den psychiatrischen Krankenhäusern hat sich ein Wandel vollzogen. Reduktionistische Ansätze zumeist biologischer oder psychologischer Provenienz haben einer theoretischen Orientierung Platz gemacht, die das gesamte an der Psychopathologie des Patienten beteiligte bio-psycho-soziale System in den Blick nimmt. Wie die Autoren des vorliegenden Buches deutlich machen, gehört dazu auch die Einsicht, daß zwischen baulichen und architektonischen Elementen und dem therapeutischen Gesamtprozeß ein Zusammenhang besteht. Der Leser wird in diesem Buch reifliche Überlegungen zu neuen Sicht- und Denkweisen bei der stationären Behandlung von psychisch schwer gestörten Patienten, zumal solchen mit einer ausgeprägten Charakterstörung oder einer funktionellen Psychose finden. Die Autoren erheben nicht den Anspruch, in der hier dargestellten Arbeit endgültige Feststellungen zu treffen. Vielmehr beschreiben sie im ganzen Buch, wie sich ihr Denken über die Jahre entwickelt hat und ständig weiterentwickelt. Sie sind sich im klaren, daß noch viele Fragen ungeklärt sind. Kliniken, die Patienten mit solchen Störungen stationär betreuen, und den vielen tausend Psychiatern und Vertretern anderer Berufe im Dienst der seelischen Gesundheit, denen die Behandlung solcher Patienten anvertraut ist, wird dieses Buch bei der Klärung der zahlreichen komplizierten Probleme, denen sie auf ihrem steinigen Weg begegnen, dennoch eine wertvolle Hilfe sein.

Judd Marmor, M.D.

Geleitwort III

Dieses anregende Buch hat in mir einige Saiten zum Klingen gebracht. Es liegt
nunmehr 20 Jahre zurück, daß wir uns als Team mit psychiatrischen Ideologien
und mit der klinischen Arbeit am Psychosomatischen und Psychiatrischen Insti-
tut von Michael Reese und im State Hospital von Chicago beschäftigt haben. Zu
der Zeit genossen somatische und psychosomatische Behandlungsmethoden den
Vorzug; die Milieutherapie hatte gerade erst ihren Einzug in die amerikanischen
Kliniken begonnen. In den zwei Jahrzehnten seither haben das psychiatrische
Denken und die psychiatrische Forschung und Therapie wie auch die Institutionen selbst einen entscheidenden Wandel durchgemacht. In diesem Zusammenhang
fällt mir als außenstehendem Soziologen ein wesentliches Merkmal der Psychohy-
gieneszene ein: die anhaltende große Uneinigkeit bei grundlegenden Fragen zur
Ätiologie, zur Therapie und zum Behandlungserfolg.

Man kann, wie ich, dieses Buch als informativen Bericht eines eingeweihten
Outsiders (Lennard) über die Realisierung einer bestimmten Auffassung vom therapeutischen Prozeß und von der Organisation psychiatrischer Behandlungssituationen lesen und verstehen, ein Bericht, der nach gründlicher Nachforschung und
im Dialog mit einem Psychiatrie-Chefarzt entstanden ist. Dr. Lennard ist den verschiedenen Aspekten dieses methodischen Ansatzes im klinischen Vollzug in allen
Einzelheiten nachgegangen. Dieses genaue Vorgehen verleiht seiner Studie Über-
zeugungskraft und überzeugt uns, daß seine Beobachtungen und Interpretationen
die Thesen dieser Klinik stützen, wonach Behandlung mehr ist als eine Arzt-
Patient-Interaktion, und auch mehr, als die herkömmlichen milieutherapeutischen
Ansätze annehmen. Lennard lenkt unseren Blick auf die Klinik als ganzheitliche
Gestalt. Dazu gehören auch die Einzelheiten der räumlichen Verhältnisse und die
Interaktionsmuster all derer, die sich innerhalb der Klinik bewegen – also von Pa-
tienten und Personal gleichermaßen.

Zu den in diesem Buch beschriebenen Interaktionsarten zählen die Behandlungsformen, die Lennard als Formen therapeutischer Arbeit versteht. Hier kommt
seine Sicht der meinen am nächsten. Aktivitäten, bei denen Aufgaben gestellt und
Leistungen verlangt werden, lassen sich ohne weiteres als Arbeit begreifen, auch
unter dem Gesichtspunkt der Arbeitsteilung, Verantwortlichkeit und Aufgabenor-
ganisation bzw. -koordination. Lennard vermittelt uns ein gewisses Verständnis
davon, wenn er auf verschiedene Arbeitsmodelle, beispielsweise Zuwendungsarbeit, Informationsarbeit, das Bemühen um Zugehörigkeit (Zugehörigkeitsarbeit:

eine besonders scharfsinnige Interpretation), Vertrauensarbeit und Kompetenzarbeit eingeht. Zudem weist er nachdrücklich auf etwas hin, was mir selbst bei der Untersuchung von Akutkrankenhäusern schon aufgefallen ist, nämlich daß die Patienten in diesem Sinn gewissermaßen auch Arbeiter sind und wir auf ihre Rolle im ganzen Stück achten müssen, wenn wir die Folgen einer Therapie verstehen wollen.

Wir werden auch eindringlich daran erinnert, daß die Schizophrenie nach wie vor zu den Krankheiten zählt, die gegenwärtig unheilbar sind. Daraus ergibt sich für Lennard, in seiner eigenen ideologischen Version, daß die vornehmliche Aufgabe der Therapeuten darin besteht, die Lebensqualität der Patienten zu verbessern – im Krankenhaus und letztlich auch außerhalb der Klinik. Das Therapieziel, ja die Gesamtsituation in den Kliniken sollte heute darauf ausgerichtet sein – was freilich nur selten der Fall ist. Aus Lennards Studie ist ersichtlich, daß seine ideologische Position jener der High-Point-Klinik sehr nahe kommt und daß die Bedingungen in dieser Klinik für die Patienten keineswegs die leidvolle Erfahrung bedeuten, die in solchen Kliniksituationen gemeinhin erwartet wird. Vielmehr tragen diese speziellen Bedingungen dazu bei, das Leiden der Patienten zu verringern. Lennards unverblümte Feststellung, daß ein Großteil der psychischen Erkrankungen gegenwärtig keine Aussicht auf Heilung hat, bringt diese Formen des Krankseins auf eine Stufe mit den anderen, nichtpsychiatrischen chronischen Krankheiten, welche neue – medizinische oder auch nichtmedizinische – Behandlungs- und Pflegemethoden erfordern und nunmehr endlich die ihnen als *der* zeitgemäßen Krankheitsform angemessene Zuwendung bekommen.

Wenn das vorliegende Buch auch einem bestimmten Therapieprogramm verpflichtet ist, so sind die darin behandelten Themen doch für alle, ob Kliniker oder Verhaltenswissenschaftler, interessant, die sich darum bemühen, den chronischen psychischen Erkrankungen, der Organisation des therapeutischen Prozesses und der Dynamik von Veränderungen auf den Grund zu kommen.

Anselm Strauss, Ph.D.

Vorwort

Bei meiner ersten Begegnung mit Henry Lennard vor 20 Jahren beeindruckte mich seine Fähigkeit, klinische und soziologische Interessen miteinander zu verbinden. Schon damals kam mir in den Sinn, daß ich ihm irgendwann vorschlagen würde, eine Studie der High-Point-Klinik durchzuführen. Auf meine Einladung hin kam er 1973 für einige Tage zu uns. Mit einem Kollegen zusammen verfaßte er eine kritische Würdigung unserer Klinik, die ich unter der Ärzteschaft verteilte.

In dieser Zeit unternahmen wir den Versuch, die Kluft zwischen unseren Fachrichtungen zu überbrücken. Ich sah, daß wir vieles gemein hatten, und war zuversichtlich, daß er an meiner Ansicht über stationäre Behandlung Gefallen finden würde. Die Voraussetzung dafür war freilich, daß wir engen Kontakt hielten und einen regen Meinungsaustausch pflegten. Unterschiede in unserer Sichtweise – nach meiner Einschätzung – traten in seinem ersten Bericht zutage. Da waren zunächst seine Vorbehalte gegen eine private Klinik und gegen eine stationäre Behandlung von seelisch Kranken über längere Zeit. Seine Einwände richteten sich vor allem gegen die Anwendung, die übertriebene Anwendung, wie er meinte, von Medikamenten. Zudem hatte er seine Zweifel an der Strukturierung des Behandlungsprogramms, besonders in Hinblick auf die von ihm so empfundene Unterdrückung der Freiheit und Individualität des Patienten. In seinem ersten Bericht vermerkte er als wesentliche Kritikpunkte, die Klinik sei überprotektiv und schlage dem Patienten keine tragfähige „Brücke" zur Welt draußen.

Es vergingen ungefähr 10 Jahre, bis ich wieder an Henry Lennard herantrat. Er empfing mich sehr herzlich und bekannte zu meiner freudigen Überraschung, daß er in den vergangenen Jahren bei seinen Untersuchungen und Vergleichen psychiatrischer Institutionen immer wieder über das High-Point-Klinikprogramm nachgedacht hatte. Infolgedessen nahm er meine Einladung zu einer umfassenden und tiefschürfenden Studie der High-Point-Klinik bereitwillig an. Damals ahnten wir noch nicht, daß daraus ein Buch entstehen würde. Es sollte für uns beide im wesentlichen eine Lernerfahrung sein.

Ich bin von jeher ein sozial orientierter Mensch gewesen. Ich war mir jedoch im klaren, daß ich, was die Klinik anging, als Arzt und Psychiater trotz meiner sozialen Orientierung den Wald vor lauter Bäumen nicht sah, und sei es nur, weil ich der Institution emotional so stark verhaftet war. Lennard brachte die nötigen Voraussetzungen mit. Ich spürte, daß er noch eine andere notwendige Eigenschaft besaß: er war genügend untraditionell, um dieser recht unorthodoxen Anstalt gerecht werden zu können. So sollte die soziale Struktur der High-Point-Klinik sein Arbeitsfeld werden.

Die festgelegten Grundregeln waren kurz und einfach. Er sollte zu jedermann, Patient oder Mitarbeiter, freien Zugang haben und alles sagen oder schreiben können, was er für richtig hielt. Was uns beide anging, sollten wir miteinander Rücksprache nehmen, frei zueinander sprechen, unsere Ideen austauschen, und jeder sollte seine Philosophie mit dem anderen teilen.

Der Austausch unserer Gedanken, ja die ganze Entwicklung unserer Beziehung findet in diesem Buch ihren Niederschlag. Unter Lennards kritischen Augen konnte ich meine Gedanken darstellen, mein Denken schärfen und neue Ideen ausfeilen. Es lag durchaus in meiner Absicht, sein Denken zu beeinflussen, während er seinerseits das meine zu beeinflussen suchte. Dahinter stand die Hoffnung, daß auf dem Boden dieser Erfahrung neue Ideen entstehen und sich neue Perspektiven eröffnen würden. Es entwickelte sich sowohl eine berufliche als auch eine persönliche Beziehung. Wir hatten beide wohl schnell akzeptiert, daß der eine vom anderen sich beeinflussen läßt. Das war nur möglich, weil jeder von uns seine Vorurteile erkannte und freimütig vor dem anderen bekannte.

Ein Punkt unserer Auseinandersetzung betraf den natürlichen Unterschied zwischen dem Arzt, der sich mit dem Einzelmenschen beschäftigt, und dem Wissenschaftler, der sich mit sozial-politischen Fragen abgeben muß. Dem einen kommt es darauf an, pathologische Erscheinungen auszumerzen, dem anderen geht es um eine bejahende Einstellung gegenüber den Behinderten und um gesellschaftliche Veränderungen, so daß der Patient mit seiner Krankheit unter Wahrung einer „gewissen Lebensqualität" leben kann. Dieser Unterschied traf auf uns zu, doch konnte jeder von uns das Hauptanliegen des anderen bis zu einem gewissen Grad verstehen. Es war klar, Lennard würde einsehen müssen, daß es einen fundamentalen Krankheitsprozeß gibt und es sich nicht nur um eine soziale Störung handelt, daß der Arzt etwas dagegen tun kann und daß das letzte Ziel die Aufhebung dieses Prozesses ist. Ich meinerseits würde ihm in seiner Ansicht zustimmen müssen, daß bei der Arbeit mit psychisch Kranken nicht die Heilung das primäre Ziel sei, sondern die Hauptaufgabe der Behandlung darin bestehe, dem Kranken zu einem befriedigenderen Leben zu verhelfen, und daß es der Gesellschaft obliege, ihm die Möglichkeit zu einer produktiveren Existenz zu schaffen.

Im Laufe der Zeit wurden unsere Diskussionen vertraulicher, zuweilen heftiger, provozierender und lehrreicher. Oft schienen unsere Meinungsunterschiede nur eine Frage der Semantik. Zu anderen Zeiten bedeuteten bestimmte Wörter für jeden von uns etwas anderes. So verstand Lennard unter der „Internalisierung" des Klinikwertsystems ursprünglich das In-sich-aufnehmen von durch andere vermittelten Ideen, entsprechend der Überich-Entwicklung – also ein fast passiver Vorgang. Für mich bezeichnete „Internalisierung" einen aktiven Prozeß, die bewußte Entscheidung für ein Wertsystem unter einer Reihe von Alternativen zum Zwecke der Orientierung. Nach dieser Ansicht ist ein solches Wertsystem infolge wachsender Erfahrungen Veränderungen unterworfen. Frühe Erfahrungen spielen dabei zwar eine Rolle, sind aber nicht unbedingt entscheidend und beschränken auch nicht unbedingt die Alternativen und Wahlmöglichkeiten des Betreffenden. Diese Auffassung trägt der ständigen wechselseitigen und veränderlichen Beziehung zwischen dem Menschen und seiner Umwelt Rechnung.

Wir erkannten, daß das, was sich in formalen therapeutischen Situationen abspielte, keinesfalls die ganze Geschichte des therapeutischen Prozesses war, ganz unabhängig davon, wie psychoanalytisch orientiert die Klinik war und welches Gewicht auf die Einzelpsychotherapie gelegt wurde. Die Rolle der Klinik als Sozialstruktur war so offenkundig, daß wir dieser durchaus die gleiche Bedeutung oder sogar eine größere Bedeutung als der Psychotherapie selbst einzuräumen geneigt waren. Ich habe meinen medizinischen Mitarbeitern oft erklärt, ich könnte das Klinikmilieu so umgestalten, daß ihre ganzen therapeutischen Sitzungen, wie häufig diese auch stattfänden, nichts bringen würden.

Mit der Zeit mußte ich dann auch auf eher persönliche Fragen eingehen, deren Beantwortung für den klinischen Soziologen wichtig ist: auf meine Kindheitserlebnisse und die Eigenart der Familie, in der ich aufgewachsen war; auf meine ersten prägenden Erfahrungen und auf meine frühere und gegenwärtige Lebensauffassung. Ich enthüllte meinen elementaren Glauben an die soziale Natur des Menschen – daß der wertvollste Besitz des Menschen seine Humanität sei und daß er diesen der Gegenwart anderer Menschen verdanke. Ohne den anderen hätte der Mensch keine Humanität, und deshalb sei er diesem anderen verpflichtet. Wenn alle so empfinden und daran glauben könnten, gäbe es auch keine Kriege, da sich jeder dieser Verpflichtung gegenüber dem anderen bewußt wäre.

Wir waren uns einig, daß die Wertfrage stärkere Beachtung verdiente und eingehender behandelt werden mußte als in bisherigen Untersuchungen therapeutischer Milieus. Es war uns klar, daß der Mensch nach einem Wertsystem lebt. Ich glaubte, Wertvorstellungen entstehen aus der Interaktion des Menschen mit anderen Menschen und durch Lebenserfahrung. Die Wertsysteme, welche Menschen entwickeln, können sehr unterschiedlich sein. Immerhin schien es mir erfreulich, daß wir in der Lage sind, die positiven und die negativen Werte, welche die Kultur gleichermaßen hervorbringt, voneinander zu unterscheiden. In meinen Augen hatte eine deutliche Polarisierung der Werte stattgefunden, welche heute die Kulturen und die Welt entzweit. Diese Polarisierung könnte zu einer Katastrophe führen, aber, optimistischer gedacht, auch zu einer endgültigen Gesundung und Lösung. Vielleicht würde es helfen, wenn wir wüßten, wie die Bildung positiver Beziehungswerte zustande kommt. Es schien nicht sinnvoll, davon auszugehen, daß wir alle von Haus aus schlecht sind. Doch wie das Gute erklären?

Für Lennard hielt ich Rückschau auf die frühesten Abschnitte meines Bildungswegs und meiner Ausbildung und auf meine ersten Erfahrungen in der Psychiatrie. Ich beschrieb die Anfänge und Entwicklungsphasen der Klinik sowie die früheren und die aktuellen Probleme, soweit von größerer Bedeutung. Ich mußte recht ausführlich auf die Aufgabe eingehen, die geeigneten Mitarbeiter, professionelle und nichtprofessionelle, zusammenzubringen und ihnen bei der Entwicklung einer Philosophie zu helfen, die dem eigentlichen therapeutischen Ansatz förderlich war. Ich mußte ihm zugestehen, mich bei der Ausübung meiner Tätigkeit zu beobachten, so daß er die Probleme des Klinikbetriebs verstehen konnte und auch, wie ich damit umging. So konnte er aus erster Hand erleben, wie das grundlegende therapeutische Prinzip der Klinik in die Praxis umgesetzt wurde.

Es erschien mir notwendig, meiner Besorgnis über die Zukunft der Psychiatrie Ausdruck zu geben. In Anbetracht der Deinstitutionalisierungsbewegung schilderte ich eingehend meine Befürchtungen und meinen Widerstand gegen eine solche Entwicklung. Wir diskutierten die Aussichten der Klinikpsychiatrie, besonders der Klinikpsychiatrie im weiteren Sinn, die so ungemein wichtig ist und derer viele Patienten dringend bedürfen. Ich machte meine Vorbehalte gegen die Theorie des „Unbewußten" deutlich. Früher hätte uns diese Theorie vielleicht nützlich sein können, jetzt stand sie unserer Weiterentwicklung eher im Weg und begrenzte unsere Möglichkeiten, klinisch aktiver zu sein. Wir brauchten eine neue, wagemutige Theorie, die unseren innovativen und kreativen Therapietechniken angemessen war. Zwar wußten wir viel, aber doch nicht wesentlich mehr als 50 Jahre früher. Da gab es schon noch sehr viel mehr zu wissen.

Diese Diskussion des „Unbewußten" führte zu einem fruchtbaren Dialog über die Ursprünge des Bewußtseins, des Gedächtnisses und des Erinnerungsprozesses. Wir diskutierten recht ausgiebig die wechselseitige Beziehung zwischen dem Menschen und seiner von anderen Menschen bevölkerten Umgebung. Eben diese Erfahrung führt zur Bewußtseinsbildung, und Erinnerung ist das erneute Bewußtwerden eines Ereignisses, welches durch die fortwährenden aktuellen Erfahrungen zustande kommt. Diese Erfahrungen bringen unter aktiver Mitwirkung des Betreffenden die Erinnerung an das frühere Ereignis neu hervor und schaffen somit „Gedächtnis". Diese Betrachtungsweise benötigt kein Konstrukt und auch keine Theorie des „Unbewußten" als einer ständig wirkenden Kraft.

Im weiteren Verlauf war es mir eine Genugtuung, Lennards zunehmenden Enthusiasmus über die High-Point-Klinik als therapeutischen Kontext und über die Möglichkeit, daß das Buch, an dem er zu der Zeit bereits schrieb, wesentlich zum Verständnis des therapeutischen Prozesses beitragen werde, mitzuerleben. Das war eine natürliche Folge seiner Auseinandersetzung mit unserer klinischen Praxis und seiner Beobachtung des Klinikalltags, bei der er immer wieder Therapieerfolge feststellen konnte. Er entdeckte an dem Programm Züge, an denen sich Sozialtheorien von Veränderungsprozessen veranschaulichen lassen. Ich erinnere mich an seine Zufriedenheit, als er bei der Begriffserklärung von Deuterolernen auf dessen Beziehung zum therapeutischen Prozeß in der High-Point-Klinik stieß. Ich selbst war natürlich beeindruckt von dieser für mich neuen Erkenntnis, zumal es sich um eine weitere Facette dieser komplizierten therapeutischen Struktur handelte.

Ein Aspekt des Programms blieb eine Sorgenquelle. Lennard fand die Mitarbeiter der High-Point-Klinik sehr engagiert und voller Hingabe. Er hatte jedoch den Eindruck, daß sie nicht immer genügend Verständnis für mein grundlegendes Therapiekonzept zeigten. Ein solches schien ihm aber gerade sehr wichtig. Ich konnte dazu nur sagen, daß, sollte er recht haben, sich so etwas bei einer therapeutischen Struktur, die ständige Zuwendung verlangt, nicht vermeiden läßt. Au-

ßerdem wäre das dem Unterschied in der rationalen Auffassungsgabe vergleichbar, der zwischen Psychiater und Patient besteht. Auch dieser Unterschied verlangt andauerndes Bemühen.

Im Jahre 1951 gründete ich die High-Point-Klinik. Ich habe viel daraus gelernt,
daß sich ein fähiger Soziologe kritisch damit auseinandersetzte. Es wurden therapeutische Aspekte aufgedeckt und in diesem Buch beschrieben, die ansonsten un-
erkannt geblieben wären. Die Kenntnis dieser Aspekte sollte die psychiatrische
Klinikpraxis weiterbringen und zur Entwicklung einer entsprechenden konstruk-
tiveren und nutzbringenderen theoretischen Substruktur beitragen. Das ganze Un-
ternehmen war für mich eine lohnende Erfahrung, und sicherlich auch für Henry
Lennard. Ich weiß, er teilt mit mir die Hoffnung, daß dieses Buch für seine Leser
ebenso aufregend und stimulierend sein wird.

Wir hatten vereinbart, daß Lennard völlige Freiheit haben würde, um alle Seiten
des Kliniklebens zu erforschen. Freilich wird hier über einige Beobachtungen berichtet, die durch die Augen des Psychiaters betrachtet anders aussehen würden.
Und einige von Lennards Empfehlungen würden meiner Ansicht nach den therapeutischen Wert des Programms nicht unbedingt erhöhen. Es wäre zuviel verlangt,
wenn zwei Personen mit so verschiedenem Werdegang und unterschiedlichen
Überzeugungen zu einer völligen Übereinstimmung gelangen sollten. Zwei Beispiele seien aufgeführt: Lennard sieht die Verordnung von Medikamenten als
Maßnahme zur „Entlastung" der Mitarbeiter, während für mich die medikamen-
töse Behandlung der Weg zur Beruhigung des Patienten ist, die für sein eigenes
Wohlbefinden und für das allgemeine soziale Wohl unbedingt erforderlich ist.
Lennard sieht in den „Einschränkungen" des Patienten eine mitunter unnötige Beeinträchtigung seiner „Freiheit". Ich meinerseits betrachte solche „Einschränkungen" als unverzichtbare Maßnahme, solange der Patient mit seiner Freiheit nicht
rational umgehen kann. Diese Maßnahme unterscheidet sich kaum von der Ein-
schränkung, die ein Patient mit Knochenfraktur hinnehmen muß, bis der Heilungs-
fortschritt eine Belastung zuläßt. Wir muten dem psychiatrischen Patienten Einschränkungen zu, bis er so weit genesen ist, daß er größere Verantwortung zu
übernehmen imstande ist. Was andere Beispiele angeht, so überlasse ich es dem
Leser, zu tun, was ohnehin seine Pflicht ist, nämlich mit Wißbegier und Forscher-
geist an die Sache heranzugehen.

Alexander Gralnick, M.D.

Inhaltsverzeichnis

Inhaltsverzeichnis

Teil I. Die begrifflichen Voraussetzungen

1 Soziale Therapie: ein allgemeines Modell

In diesem Buch werde ich – in manchen Punkten umfassender, als es bisher geschehen ist – die wesentlichen Elemente sozialer Gesundungsprozesse beschreiben: den sozialen Kontext und das soziale Geschehen, über welche Änderungen des Sozialverhaltens, der Wertvorstellungen und der Symptomatik von schizophrenen Patienten zustande kommen. Wenn auch die theoretischen Hintergründe vielfältig sind, so wird die dem Ganzen zugrundeliegende Theorie hier in der Hauptsache anhand eines Behandlungsprogramms dargestellt, mit dem ich im höchsten Maße vertraut bin. Bei diesem Programm ist man von vorneherein davon ausgegangen, daß es möglich ist, ein soziales und klinisches Umfeld mit einer besonderen Erwartungs- und Wertstruktur zu schaffen, welches nicht nur Verhaltensänderungen bewirkt, sondern auch die psychische Symptomatik und die chronische Anfälligkeit für psychische Störungen günstig beeinflußt.

In der Gruppen- und Familientherapie und in der Sozial- und Gemeindepsychiatrie laufen die meisten ärztlichen Bemühungen allzu häufig auf den Versuch hinaus, das Verhalten des Patienten durch Manipulation psychologischer Variablen zu beeinflussen, statt durch Veränderung der Interaktionsmuster und des sozialen Kontexts. Das therapeutische Milieu meint oft nur den Ort, an dem der Patient behandelt wird, und nicht das Umfeld, welches ja an sich schon therapeutisch wirksam sein kann. Das Psychohygieneprogramm der Gemeinden beschränkt sich in der Mehrzahl der Fälle darauf, eine individuelle Behandlung oder Beratung in die Wege zu leiten, anstatt für ein soziales Umfeld zu sorgen, das sich therapeutisch nutzen läßt.

Therapieerfolge kommen nur z. T. über den direkten Kontakt zwischen ärztlichem bzw. Pflegepersonal und Patienten zustande. Die klinische Situation als ganzes spielt eine bedeutendere Rolle als jede spezifische Form von Arzt-Patienten-Beziehung oder eine bestimmte Therapieform. Entscheidend ist also der Blick auf und für die Gesamtsituation; nur aus dieser Sicht ist die Frage, was therapeutisch sei, sinnvoll gestellt.

Viele Voraussetzungen für die Veränderung des Umfelds finden sich auch in anderen psychiatrischen und Rehabilitationsprogrammen, mit denen ich und andere sich beschäftigt haben.[1–4] Doch erst seit der Erforschung und eingehenden Analyse des High-Point-Klinikprogramms sehe ich mich in der Lage, die verschiedenen Kontext- und sozialen Prozeßvariablen zu identifizieren und im einzelnen zu beschreiben, über die sich das Patientenverhalten ändern läßt.

Die meisten Teilnehmer am High-Point-Programm sind jung – jünger als 20 Jahre – und fallen unter die Diagnose Schizophrenie bzw. schizoaffektive Störung. Während solche Diagnosen bei Krankheitszuständen mit „unscharfer Abgrenzung" von beschränktem Wert sind, lassen sich immerhin einige Merkmale deutlich erkennen. Die Mehrzahl der Patienten, Jugendliche und junge Erwachsene, ist in einer sozialen Umgebung groß geworden, in der schädliche Transaktionen die Regel sind, und entsprechend schwer geschädigt. Zumeist zeigen sie Symptome einer Schizophrenie.

Folgte die Diagnose und Behandlung psychischer Störungen den Kriterien strenger Wissenschaftlichkeit, wie es einige wenige Sparten der Medizin und der Verhaltenswissenschaft tun, so wäre zu erwarten, daß eine spezifische Diagnose auch eine spezifische Therapie mit sich bringt, ganz gleich wo und von wem die Diagnose gestellt wird. Nicht so! Welche psychiatrische Behandlung durchgeführt wird, hängt häufiger von der Institution, den verfügbaren Einrichtungen und dem Programm ab, die der Zufall dem Patienten beschert, und nicht zuletzt davon, welche Therapieform an dem betreffenden Ort zur gegebenen Zeit gerade en vogue ist.

Der Kliniker und Forscher wäre zumindest gern in der Lage, anzugeben, welcher therapeutische Kontext und welche Behandlungsform für eine bestimmte Personengruppe am geeignetsten sind, und genau die sozialen und therapeutischen Prozesse zu beschreiben, die den Weg zur Heilung ebnen.

Dieses Buch hat sich zum Ziel gesetzt, die Merkmale einer therapeutischen sozialen Situation – soziale Prozesse, Kommunikationsparameter, Einstellungen und Erwartungen – herauszuarbeiten und darzustellen, die, jedes für sich oder auch im Zusammenwirken, Veränderungen herbeiführen. Ich werde das Mosaik aus solchen Elementen zusammensetzen, die für das Verstehen und Erfüllen der Programmaufgaben, also für das Erlernen von Rollenverhalten, Verhaltensregeln und Wertorientierungen, wie sie erwartet und für zweckmäßig erachtet werden, unerläßlich sind.

Doch während ich dieses Ziel unserer Studie hier auseinandersetze, habe ich die von Joe Zubin nach lebenslanger Beschäftigung mit Schizophrenen getroffenen Feststellung[5] vor Augen, in der von „undurchdringlicher" Finsternis die Rede ist, welche das Phänomen der Schizophrenie umgibt, von „.... Fehlen einer genauen Definition des Begriffs, ... der Unkenntnis in bezug auf die Ätiologie, ... fehlenden Kenntnissen über Zeitpunkt und Art der therapeutischen Intervention ... und über die Ziele der Therapie..."

Wenn wir jedoch mit Zubin der Ansicht sind, daß es derzeit am besten ist, die Schizophrenie als eine Folge chronischer Anfälligkeit und der Wirkung externer Streßfaktoren zu sehen, welche die Toleranzschwelle überschreitet, müssen wir auch unser Augenmerk auf die Eigenschaften und Merkmale einer interaktionalen Umgebung richten, die diese Schwelle anhebt.[6]

Die Beschreibung solcher Veränderung bewirkender interaktionaler Merkmale und Prozesse wird mit Hilfe von soziologischen Begriffen wie Mikroordnung, situative Anpassung, Formen therapeutischer Arbeit und Deuterorollenlernen möglich. Bei einem Nachdenken über Umfeld und Wandel habe ich auch den Nutzen einer Reihe von Formulierungen geprüft, so z. B. „die angemessene Dosierung sozialer Intervention," „Ideen als Viren" und „die Schizophrenie als ein kulturelles Wertsystem." Besonders hervorzuheben ist ferner die Rolle, die der gesamten Kliniksituation bei der erfolgreichen Durchführung eines Therapieprogramms zukommt.

Für das hier propagierte Veränderungsmodell ist es jedoch nicht erforderlich, sich auf ein bestimmtes Schizophreniekonzept festzulegen, ob die Schizophrenie nun als Krankheit mit einer bestimmten Ätiologie oder alternativ als eine „Anhäufung von formalen Kennzeichen personaler Interaktion" (Bateson),[7] als eine „Lebensform" (Wittgenstein)[8] oder als ein „... spezieller Zustand der Persönlichkeit mit eigener Lebensweise" (Fromm-Reichmann)[9] begriffen wird.

Das in diesem Buch vorgestellte Sozialprozeßmodell steht mit all diesen Sichtweisen im Einklang. Die Therapieziele und die Ziele sozialer Intervention sind im wesentlichen die gleichen, ungeachtet der Auffassung, die man von der Ätiologie oder dem Wesen der Schizophrenie vertritt.

Jede Teilnahme an einem Behandlungssystem bzw. einer sozialen Intervention sollte den Betreffenden in die Lage versetzen, mit seiner Krankheit, seinem Gebrechen, seinem Anderssein zu leben. Zumindest sollten sich seine Beschwerden verringern. Und der schizophrene Patient sollte so weit kommen, daß er anderen Menschen mit Kompetenz und auch mit Freude begegnet und „selbständig, ohne seinen Mitmenschen weh zu tun, die Mittel zu seiner Zufriedenheit und Sicherheit findet".[10] Auf diese Weise werden die Ablehnung und Verachtung, die man ihnen gemeinhin entgegenbringt, allmählich abgebaut.

Ich will das Spektrum der sozialen Prozesse, über welche das Erlernen instrumenteller Fertigkeiten und sozialer Beziehungswerte und die Steigerung des Selbstwerts und der Persönlichkeit abläuft, etwas genauer darstellen.

Zu den in diesem Buch beschriebenen wesentlichen sozialen Prozessen und Programmeigenschaften gehören die folgenden:

- Die Patienten durchlaufen verschiedene Gruppen mit jeweils eigenen Rechten und Pflichten, wobei sie allmählich immer größeren sozialen Erwartungen und Drücken ausgesetzt werden.
- Der Begriff der therapeutischen Arbeit ist sehr weit gefaßt. Er sieht die Teilnahme des Therapeuten an allen Aufgaben vor, die der Klinikbetrieb mit sich bringt, und verlangt Rollenverhalten, das i. allg. nicht zur traditionellen Rollenstruktur der Klinik gehört: Zuwendungsarbeit, Informationsarbeit, Kompetenzarbeit und Vertrauensarbeit.
- Das Augenmerk liegt auf Rolleninduktion, Rollenlernen und Resozialisierungsprozessen sowie auf der Herstellung von Bedingungen, die Deuterolernen erleichtern.
- Die äußerlichen, baulich-architektonischen Merkmale der Klinik werden in das Therapieprogramm miteinbezogen und stellen eine eigene Therapieform dar.

- Das therapeutische Programm wird als ein Rahmen für das Lernen von Werten aufgefaßt. Die zu lernenden Beziehungswerte werden explizit dargestellt und mitgeteilt.
- Das ganze System wird überwacht, und auf ein Erwartungs- oder Kommunikationsungleichgewicht wird sofort reagiert.
- Es wird eine Theorie über effektive Dosierung therapeutischer Interventionen angestrebt, die den Zeitplan und die Dauer der Behandlung spezifiziert, wie sie für eine Verhaltensänderung erforderlich sind.

Einige Aspekte des hier beschriebenen High-Point-Programms finden sich auch in anderen Rehabilitations- und psychiatrischen Programmen. Ich meine jedoch, daß alle diese Elemente vorhanden sein müssen, damit ein Programm zu einem wirksamen Instrument für soziale Heilungsprozesse wird.

Während „es manchen ein Ärgernis ist, daß zwischenmenschliche Beziehungen, die Familie, ja die Gesellschaft selbst als Krankheitsdeterminanten in Frage kommen"[11], so ist dieser Umstand eigentlich sehr erfreulich, weil sich auf diese Weise durch ein entsprechendes soziales Umfeld der Verlauf der Krankheit umkehren oder zumindest die sekundäre Iatrogenese auffangen läßt, zu der es in einer ungünstigen menschlichen Umgebung kommen kann.

Wenn wir eine Behandlungssituation exemplarisch verstehen lernen, an der sich die für das Erreichen des Behandlungsziels erforderlichen Prozeßmerkmale aufweisen lassen, ist ein Beitrag zu unserem Verständnis der Heilungs- und Änderungsdynamik geleistet.

Keinesfalls dürfen wir jedoch vergessen, daß die Rehabilitation, die Integration und das Wohlbefinden schizophrener Patienten nicht allein von der Behandlungssituation abhängen, sondern auch davon, wie diese Betroffenen vor und nach ihrem Klinikaufenthalt von ihren Mitbürgern gesehen und behandelt werden.

Dieses Buch macht deutlich, wie das soziale Umfeld das Verhalten des Menschen modifiziert und verändert. Es untersucht, inwieweit Verhalten, einschließlich psychologischer Störungen, psychiatrischer Symptome und devianten Benehmens innerhalb eines sozialen Kontexts generell änderbar ist.

Die gegenwärtigen Auffassungen der Psychiatrie von Milieutherapie oder Behandlung in therapeutischer Gemeinschaft werden den Eigenschaften des Interaktionsprozesses und dem Systemcharakter der „therapeutischen" sozialen Situation nicht gerecht. Die Diskussion beschränkt sich allzu oft auf eine Beschreibung statischer Variablen (Eindämmung, Struktur, Unterstützung etc.), anstatt sich mit den dynamischen und intrinsischen Eigenschaften der sozialen Situation selbst auseinanderzusetzen.

Ich sehe Unterschiede in einem sozialen Kontext als eine Funktion dessen, was sich interaktional darin abspielt. Unter diesem Gesichtspunkt besteht ein sozialer Kontext aus Interaktionskonfigurationen und -sequenzen, besonderen Themenschwerpunkten und bestimmten Einstellungen zu diesen Interaktionen und Schwerpunkten. Ein sozialer Kontext stellt eine spezielle interaktionale und durch bestimmte Erwartungen gekennzeichnete Situation dar. Ein sozialer Heilungskontext weist spezifische interaktionale Prozeßmerkmale auf und ist durch entsprechende Rollen- und Wertorientierungen gekennzeichnet. Er bedarf eines allgemeinen klinischen Rahmens, durch den seine besondere interaktionale Rolle und sein Wertcharakter aktiv bekräftigt werden.

2 Die therapeutische Gemeinschaft in Theorie und Praxis

Fragt man psychische Helfer und Betreuer, die sich berufsmäßig mit seelischer Gesundheit beschäftigen, nach ihrer Tätigkeit, wird man oft zu hören bekommen: „Ich mache Therapie." Hinter dieser Antwort steht die Annahme, daß alles, was in einer Behandlungssituation bei der Einzel- oder Gruppentherapie abläuft, per definitionem „therapeutisch" sei. Diese Einstellung ist ein wesentlicher Bestandteil des Berufsethos und läßt so leicht die Tatsache vergessen, daß Programme und Interventionen, die zum Zweck einer therapeutischen Veränderung unternommen werden, trotz bester Absichten mitunter nicht zum gewünschten Ziel führen. Andererseits kommt ein dramatischer therapeutischer Wandel immer wieder auch bei Personen vor, die irgendeiner sozialen Institution angeschlossen sind. Deshalb ist es wichtig herauszufinden, welcherart therapeutische Vorkehrungen solche günstigen Wirkungen zeitigen, und die Parameter und Prozesse zu identifizieren, die dabei eine entscheidende Rolle spielen.

„Therapeutische Gemeinschaft" ist heute die allgemein akzeptierte Bezeichnung für ein Behandlungsumfeld und therapeutisches Programm, das über die Arzt-Patient-Beziehung der Einzelpsychotherapie weit hinausgeht. Seit den frühen Bemühungen des britischen Psychiaters Maxwell Jones[1] Ende der 40er Jahre haben sich die stationäre Behandlung und in jüngerer Zeit auch die medizinischen Zentren der Gemeinden stetig in eine Richtung entwickelt, wo die Struktur und der Ablauf des Programms selbst zu einem Haupttherapieinstrument werden.

Die therapeutische Gemeinschaft ist für manche eine spezifische Behandlungsmethode, „so spezifisch wie die Psychoanalyse oder somatische Therapien". Wo sie am besten funktioniert, sind viele verschiedene therapeutische Einflüsse im Spiel. Die therapeutische Gemeinschaft ist eine soziale Struktur, die so entworfen ist, daß sie dem Therapeuten zum primären Instrument wird und alle in diesem Rahmen ablaufenden Interaktionen und Beziehungen bedeutsam und potentiell therapeutisch sind. Die Helfer selbst müssen eine Entwicklungsstufe anstreben, auf der sie fähig sind, die Bedeutung des eigenen Beitrags und der Leistung der Kollegen ungeachtet deren Stellung in der Hierarchie zu beurteilen. „Auf Grund des starken psychologischen Einflusses, den dieses organisierte soziale System auf den Patienten ausüben kann, ist es unerläßlich, daß die Wertvorstellungen und die kulturellen Einstellungen der Gemeinschaft fortwährend identifiziert, geprüft und modifiziert werden."[2]

Für einige bedeutet der Begriff „therapeutisches Milieu" heute ein System, in dem Beziehungen so organisiert sind, daß die Patienten sowohl an ihrer Lebensplanung als auch an ihrer Therapieplanung teilhaben. Viele Programme dieser Art spielen die therapeutische Rolle der Mitarbeiter mit dem Argument herunter, jeder sei jedem Therapeut. In diesen Programmen steht „therapeutische Gemeinschaft" für Verfahrensweisen, die typisch „demokratisch" statt „autoritär", behandlungsorientiert statt aufsichtsorientiert, humanitär statt oppressiv, flexibel statt starr sind. Diese Auffassung berücksichtigt jedoch nur bestimmte Aspekte des therapeutischen Kontexts.

In diesem Kapitel werde ich einen Rahmen aufzeigen, in dem sich therapeutische Gesamtsituationen generell bewerten lassen. Das heißt, ich werde die Dimensionen, Prozesse und Probleme angeben, die bei der Bewertung eines Programms zu berücksichtigen sind. Soweit sich diese bestimmen lassen, wird auch klarer ersichtlich, welches Spektrum an Möglichkeiten einem Programm zu Gebote steht, und etwaige Widersprüche sind leichter zu erkennen.

Rollenbegriffe

Entscheidungen über die Arbeitsteilung in einem psychiatrischen Programm gehen weit über die Vorschriften hinaus, in denen Pflichten und Funktionen festgelegt sind. Für uns gehören dazu auch die Erwartungen, welche die Teilnehmer von sich und voneinander im Hinblick auf ihre Rolle im Gesamtprozeß haben. Die Rollendefinition folgt strategischen Gesichtspunkten. Die Bedeutung und Darstellung der als Doktor, Schwester, Pfleger oder Patient bezeichneten Rollen machen deren Definition aus und definieren zugleich auch die Grenzen für das Verhalten aller Beteiligten. Eine eindeutige Rollenbestimmung nach Maßgabe des Autoritätsgrades vergrößert einerseits zwar den Abstand zwischen Patienten und Mitarbeitern und unter den Mitarbeitern, doch wird aus anderer Sicht damit eine höchst durchschaubare Umwelt geschaffen, in der die Angst gegenüber solchen Fragen wie „Wer bin ich?" und „Wie soll ich mich in dieser Situation verhalten?" abnimmt.

Andererseits erlaubt eine „Rollendiffusion" den Mitarbeitern, mit den Patienten und untereinander in einem größeren Entscheidungsfeld zu interagieren. In einigen therapeutischen Gemeinschaften bedeutet Rollendiffusion sogar, daß „Entscheidungen und Führungsaufgaben nicht allein aufgrund der Stellung in der Hierarchie zugeteilt werden".

Jedoch wird das Konzept der „Rollendiffusion", wie es von Hoffman und anderen[3] verwendet wird, den komplexen Arbeitsanforderungen an die Mitarbeiter in einem echten therapeutischen System nicht gerecht. Es ist inzwischen klar, daß der tagtägliche Rollenvollzug der professionellen und nichtprofessionellen Mitarbeiter in einer solchen Umgebung nicht mit der Rollendarstellung in einem traditionellen Klinik- oder Institutionsrahmen zu vergleichen ist. In einer therapeutischen Umgebung wie der High-Point-Klinik umfaßt die tägliche therapeutische Arbeit[4] des Personals als Ganzem wie wir in diesem Buch eingehend untersuchen werden, eine Reihe von Tätigkeiten und Aufgaben, die gewöhnlich nicht zur Rolle des Arztes, der Krankenschwester, des Sozialarbeiters usw. gehören. Dennoch ist es angebracht, diese Formen dienstlicher Betätigung als Arbeit zu bezeichnen, da sie alle Merkmale der Arbeit aufweisen: sie verlangen einen Aufwand an Energie, Zeit und Sachkenntnis und lassen sich in Worten beschreiben und lehren.

Therapeutische Arbeit

Die Ärzte und das Pflegepersonal sind an den Aufgaben von insgesamt 7 Patientenkomitees beteiligt, die sich mit den verschiedensten Patientenunternehmungen und dem täglichen Klinikbetrieb befassen. Es wird erwartet, daß sie darüber hinaus an allen Veranstaltungen teilnehmen, die irgendeine Form therapeutischer Arbeit beinhalten wie z. B.:

- *Zuwendungsarbeit:* den kleinen, prosaischen Ereignissen im Klinikalltag des Patienten Beachtung schenken und alle Aspekte des sozialen und klinischen Umfelds aufmerksam beobachten.
- *Informationsarbeit:* Informationen empfangen und übermitteln, sowohl die, welche für den Klinikbetrieb benötigt werden, als auch die, welche die alltäglichen Ereignisse des Kliniklebens betreffen.
- *Mitgliedsarbeit:* einen Teil des beruflichen Selbstbildes opfern und bis zu einem gewissen Grad auf berufliche Autonomie verzichten, um als Mitglied in einem multidisziplinären Behandlungsteam zu fungieren.
- *Vertrauensarbeit:* sich um das Vertrauen der Patienten bemühen, ihr Vertrauen in das Programm stärken, Ungereimtheiten und Unstimmigkeiten beim therapeutischen Vorgehen und in den Zusicherungen an die Patienten untersuchen und abklären.
- *Kompetenzarbeit:* den Patienten direkt behilflich sein, ihre soziale, interaktionale und instrumentelle Kompetenz zu verbessern.

Resozialisierungsprozesse

Wie die soziale Umgebung Veränderungen von Verhaltensmustern bewirkt, berührt nur einen Aspekt eines größeren Problems, mit dem sich die Sozialwissenschaftler ständig herumschlagen: Wie „werden Menschen durch Sozialverhalten dazu (bzw. nicht dazu) gebracht, so zu handeln, wie andere Menschen das wollen?"[5]

Mit „Sozialisierung" hat sich ein Einzelbegriff herausgebildet, der die dabei ablaufenden Prozesse global bezeichnet. Daneben wird auch der Begriff der sozialen Kontrolle herangezogen, um diese Art von Phänomenen zu beschreiben. Dieser Begriff hat für manche jedoch einen negativen Beiklang. Sie verstehen darunter die Bestrebungen bestimmter sozialer Gruppen, zumal solcher mit Macht und Einfluß, Nonkonformisten oder Personen, die in ihrer Machtlosigkeit und ohne Zugang zu irgendwelchen Ressourcen besonders ausgeliefert sind, zu beeinflussen und zu unterdrücken. Dagegen schlägt der Soziologe Goode vor, den Begriff „soziale Kontrolle" im weitesten Sinne zu gebrauchen, so daß damit „alle Aspekte der Kontrolle einer Person durch eine andere" gemeint wären.[6]

Die Hypothesen von Goode

Goode präsentiert aus eine Reihe von Hypothesen, anhand derer wir uns eine Vorstellung machen können, wie Einstellungs- und Verhaltensänderungen zustande kommen, ob nun innerhalb der Familie oder im Rahmen einer therapeutischen Gemeinschaft, und wie sich das Lernen von Normen und Regeln zwischenmenschlichen Verhaltens erleichtern läßt.

Diese Hypothesen stimmen mit vielem überein, was ich bei der tagtäglichen Arbeit therapeutischer Gemeinschaften beobachten konnte. Das gilt vor allem für die Ergebnisse meiner Studie des High-Point-Klinikprogramms. Die erste Hypothese hat sich in den Verhaltenswissenschaften weitgehend durchgesetzt. Ihr zufolge wird „menschliches Verhalten durch die Achtung (Zustimmung) geformt oder beeinflußt, welche die Menschen einander entgegenbringen bzw. vorenthalten..."

Goode behauptet ferner, die Menschen „sind auf eine Weise sozialisiert, daß sie dieser Achtung bzw. Wertschätzung bedürfen und diese Selbstzweck werden..." Von „der frühesten Sozialisierungsphase an ist Zustimmung mit Liebe und Zuneigung, Mißbilligung mit Ärger, Zurückweisung und mitunter sogar körperlichem Schmerz verbunden... Wenn andere unseren Wert nicht anerkennen, sind wir bestürzt, verärgert oder verbittert."[7]

Es sei wichtig, so Goode, sich darüber klar zu werden, daß bei der Sozialisierung und beim sozialen Austausch „die Menschen aller Wahrscheinlichkeit nach Aufgaben oder Pflichten übernehmen, nach denen sie zunächst keinen großen Wunsch verspüren... Die Theorie der kognitiven Dissonanz ist auch hier relevant. Nach dieser gilt nämlich, daß das Verhalten der Menschen und insbesondere ihre Einstellungen sich eher formen, wenn sie es bei einer schwierigen Wahl mit gegensätzlichen Alternativen zu tun haben und sanft, aber deutlich zu einer (dieser Alternativen) gedrängt werden."[8]

Die Bereitschaft, unterschiedliche Wertanschauungen und moralische Verpflichtungen zu übernehmen, sich auf neue und funktionelle Weise zu verhalten, werde eher gestärkt „durch einen gesteigerten Anreiz als durch physische Gewalt, durch soziale Ablehnung oder Androhung von Liebesentzug als durch materiellen Verlust, durch engen körperlichen oder emotionalen Kontakt ... als durch ernste Drohungen aus der Distanz, durch Überredung als durch konkrete Hindernisse, durch Zulassen von Versuchungen und Gewähren von Vertrauen ... als durch vollständige Abschaffung alles Verbotenen."[9]

Die Interaktionsstruktur des High-Point-Programms beinhaltet alle hier dargelegten Prinzipien sozialen Lernens. In High Point sind die Aufgaben nach Schwierigkeit gestaffelt, so daß die Patienten bereits zu Anfang Erfolgserlebnisse bei kleineren Verhaltensänderungen haben können. Solche Änderungen werden bemerkt und angemessen gewürdigt. Für globalere Änderungen der Wertvollstellungen und des Verhaltens werden entsprechend größere Anerkennung und Wertschätzung ausgesprochen. Eine weitere Verstärkung ist durch ein System abgestufter Privilegien im Bereich des Gemeinschaftslebens gewährleistet, das allen Patienten bekannt ist.

Einschüchterungsversuche werden vermieden, stattdessen greift man zu Erklärung und Überredung und achtet besonders auf Verhaltensweisen, die auf eine Funktionsstörung hindeuten. Die Mitarbeiter setzen durch ihr vertrauenswürdiges Benehmen ein Beispiel, die Patienten spüren, daß das Vertrauen der Mitarbeiter in ihr Betragen, in ihre Beziehungen und in ihre Verantwortung füreinander allmählich immer größer wird. Wird dieses Vertrauen enttäuscht, bekommen die Patienten zwar die Konsequenzen zu spüren, doch immer nur für eine gewisse Zeit. Auch wenn Patienten die in sie gesetzten Erwartungen nicht erfüllen, wird ihnen gezeigt, daß man nach wie vor an sie glaubt und von ihnen früher oder später ein konformes und angemessenes Verhalten erwartet.

Situative Anpassung

Wer davon überzeugt ist, daß durch eine therapeutische Umgebung Verhaltensänderungen zustande kommen, wird auch die Behauptung in Frage stellen, die Menschen seien im wesentlichen nicht zu ändern. Es häufen sich die Befunde, daß Menschen, die in eine neue Umgebung kommen, unter bestimmten Voraussetzungen durchaus lernen, was für einen reibungslosen Aufenthalt in diesem sozialen Umfeld notwendig ist. Der Soziologe Becker gebraucht in diesem Zusammenhang den Begriff der situativen Anpassung. Soweit jemand das Verlangen entwickelt, in einer bestimmten Situation zu verharren, braucht er nur die erforderlichen Leistungen zu erbringen und sich in die Art Mensch verwandeln, die in der Situation gefragt ist. Becker hat über die Mechanismen, welche einer Verhaltensänderung durch Teilnahme an einer sozialen Organisation zugrunde liegen, seine Theorien entwickelt. „Wer an einer sozialen Interaktion beteiligt ist, versetzt sich unablässig in die Rolle der anderen und sieht das, was er tut oder zu tun im Begriffe ist, mit deren Augen, indem er seinen Handlungen die Bedeutung beimißt, die er im Urteil der anderen erwartet.... Aus dieser Ansicht ergibt sich als wesentliche Folgerung, daß die Menschen nicht frei sind, so zu handeln, wie es ihnen ihre innere Natur (was immer wir darunter verstehen) vorschreibt ... Stattdessen verhalten sie sich so, wie es ihnen durch das Verhalten der anderen Beteiligten nahegelegt wird."[10] Becker erklärt, zur Resozialisierung gehörten viele „Abfolgen kleinerer und häufigerer situativer Anpassungen", wobei diese „Abfolgen und Kombinationen kleiner Einheiten die größeren Einheiten des Rollenlernens"[11] ergäben.

Beim Durchlaufen des High-Point-Klinikprogramms machen die Patienten situative Anpassungen in einem örtlichen und zeitlichen Rahmen, der sich ständig erweitert. Während ihres Aufenthalts in der Klinik werden die Patienten in eine Reihe sozialer Umfelder gestellt, deren jedes schwieriger zu bewältigen ist als das jeweils vorhergehende. Mit jeder Umfelderfahrung testen und üben sie ihre sozialen Fähigkeiten und kommen zu unterschiedlichsten Bewertungen ihrer selbst, der anderen und ihrer selbst in Beziehung zu anderen. Bettelheim, der in mancher Hinsicht ein dem High-Point-Programm ähnliches, wirksames klinisches Psychiatrieprogramm entwickelt hat, behauptet, „höhere Formen der Krankheitsbewältigung sind vom Patienten nur zu erreichen, wenn die an ihn gestellten Anforderungen stufenweise immer anspruchsvoller werden, und zwar so, daß er jede Stufe mit einem Minimum an Mehraufwand bewältigen kann." Nach Bettelheim muß eine gute psychiatrische Anstalt dem Patienten helfen, in kleinen Schritten den Umgang mit seiner Krankheit zu erlernen.[12]

Zu den Begingungen, die für eine Änderung der Einstellung und des Verhaltens sowie der damit verbundenen „Bewältigungsfertigkeiten" notwendig sind, gehört zumindest die Motivation, mit dem Programm weiterzumachen – der Wunsch, zu interagieren, zu kommunizieren und mit anderen Menschen aus dem gleichen Umfeld in Beziehung zu treten. Das geschieht im Prinzip offensichtlich dadurch, daß es zu einer Bindung an diese Menschen kommt – zu einer emotionalen Kommunikation also, so daß der Betreffende für Einstellungen der anderen sensibilisiert wird. Soweit nun die Patienten solche Bindungen eingehen und motiviert sind, miteinander umzugehen, sind sie auch einer Resozialisierung und Veränderungsprozessen durch eine natürliche therapeutische Umgebung zugänglich. Ganz gleich wie sehr jemand psychisch gestört ist, er bedarf des Kontakts mit anderen und ist davon abhängig.

3 Normenstruktur

Ein therapeutisches Milieu sorgt für eine Unterbrechung der Grundmuster. Es verändert die wesentlichen Normen, die Aktivitäten und die Alltagssituation, die vorher das Leben des Patienten bestimmten. Der Patient wird in ein neues Netz eingebettet und Einflüssen ausgesetzt, die ihn zu sozialen Aktivitäten motivieren, so daß er von den Verhaltensweisen, die seine „Symptomatik" ausmachen, abgelenkt wird.

Organisation des Behandlungsmilieus

In der neuen Umgebung müssen bestimmte spezifische Bedingungen erfüllt sein, soll sie therapeutisch wirksam werden. Diese Bedingungen haben mit den Normen zu tun, welche den täglichen sozialen Umgang steuern, mit dem Erlernen und Praktizieren neuen Rollenverhaltens und mit der Art und Weise, in der die Mitwirkung an der Umgebung selbst zu einem Faktor im Wandlungsprozeß (Deuterolernen) wird.

Jedes therapeutische Bemühen um Veränderung ist in erster Linie dadurch gekennzeichnet, daß der Patient in eine Umgebung gebracht wird, in der alles ganz anders abläuft als in den sozialen Gruppen seines bisherigen Umfelds. Das Verhalten aller Teilnehmer am Behandlungsprogramm ist an Normen orientiert, die dem Ziel der Organisation dienen. Die Behandlungsorganisation verlangt zumindest einige Normen, die denen früherer Bezugsgruppen gerade zuwiderlaufen.

Soziale Kontrolle

Bis zu einem gewissen Grad sind alle Patienten in dem vorgegebenen Behandlungsrahmen einer sozialen Kontrolle unterworfen. Positive und negative Sanktionen werden nachdrücklich und für alle sichtbar geübt. Dazu gehören Maßnahmen, die einen Fortschritt im Programm bedeuten, und die Bekundung zwischenmenschlicher Zustimmung oder Mißbilligung. Solche sozialen Kontrollmechanismen dienen dem Programmziel und verstärken die Bindung einzelner Teilnehmer an das Programm.

Alle an der Organisation Beteiligten, also Mitarbeiter wie auch Patienten, müssen in der Lage sein, sich zu dem Normensystem des Programms zu bekennen, einerseits durch Verstehen und Respektieren der Normen, andererseits durch das Verhängen von Sanktionen. Diese Funktion sollte nicht allein den Mitarbeitern vorbehalten sein. Wenn schon soziale Kontrollen geübt werden, muß dafür den Teilnehmern, die sich an die vorgeschriebenen Normen halten, Gelegenheit zu persönlicher Gratifikation und auch zu persönlicher Entwicklung eingeräumt werden. Gemeinschaftssinn und Identifizierung, ein stolzes Gefühl angesichts der Erfolge der Klinik und die Möglichkeit eines verstärkten Engagements bei den verschiedenen Klinikaktivitäten sind Beispiele für eine solche Gratifikation.

Maßnahmen zur Herbeiführung von Veränderungen

Das Durchlaufen der verschiedenen Phasen des Therapieprogramms sollte nach vielseitigen Kriterien vonstatten gehen. Jeder Patient muß bei seiner Aufnahme einen klaren Begriff von den verschiedenen Phasen und Stufen des Programms bekommen. Die Bewegung innerhalb des Systems geht über eine Reihe formal definierter Abschnitte vor sich, wobei der Übergang von einer Stufe zur nächsten durch ein entsprechendes Ritual kenntlich gemacht wird.

Die Mitarbeiter und die Patienten in High Point haben ohne Zweifel eine ganze Reihe von Normen gemein, die ihr Verhalten in der Klinik regeln. Die Klinik versucht, zwischen Personal und Patienten einen Konsensus darüber herzustellen, was die Menschen krank und zu Behinderten macht und wie sie eine Besserung erreichen und wieder lebenstüchtig werden können. In mancher Hinsicht sind die High-Point-Normen allerdings sehr verschieden von den Normvorstellungen der Neuankömmlinge. Zum Beispiel wenden sich die Mitarbeiter gegen die übliche Vorstellung, jeder könne selbst am besten beurteilen, was er zu tun und zu lassen habe, und pochen stattdessen auf Vertrauen und gegenseitige Rücksichtnahme.

Die Bildung von Gruppen, die sich unloyal zeigen und gegen die Klinik agieren, wird schärfstens verurteilt. Eine graduelle Erweiterung des Handlungsspielraums und des Verantwortungsbereichs wirkt einer Koalitionsbildung solcher Gruppen entgegen. Die obengenannten sozialen Kontrollmechanismen sind ebenfalls in diesem Sinne wirksam.

Von Mitarbeitern und Patienten wird erwartet, daß sie als Vermittler des in der Klinik gültigen Normensystems fungieren. Diese Funktion ist keineswegs das exklusive Vorrecht des Personals oder einiger weniger Patienten. Alle Mitglieder dieser klinischen Gemeinschaft sind in gewisser Weise wie in einer Großfamilie miteinander verbunden, selbst wenn die Rechte und Pflichten unter den einzelnen nicht gleich verteilt sind. Jedenfalls wird erwartet, daß sich alle an die Standards und Regeln der Klinik halten. Mitarbeiter und Patienten stehen sich hier nicht gewissermaßen als Gegner gegenüber wie in vielen anderen Krankenhäusern.

Rollendefinition

Der Ausübung sozialer Kontrollen stehen klare, unmißverständliche Rollenanweisungen gegenüber, zumal was die Möglichkeiten des Vorwärtskommens im System angeht. Die Patienten haben eine einfache Vorstellung davon, was sie tun müssen, um von einer Gruppe in die nächste aufzurücken, und welche Verhaltensweisen für ihren Fortschritt bezeichnend sind. Sie wissen auch, auf welcher Stufe ihnen welche Rechte zustehen. Im Hinblick auf die Rückwirkung von Patientenverhalten im Sinne einer Belohnung oder Zurückweisung werden Mehrdeutigkeiten in der Umgebung der Patienten soweit wie möglich vermieden. Die übereinstimmende Anerkennung und Belohnung für das Einhalten der bestehenden Normen fördert den Gemeinschaftssinn und führt zu Erfolgserlebnissen.

Neue Mitarbeiter, professionelle wie nichtprofessionelle, sind gleichzeitig auch einem normativen Induktionsprozeß ausgesetzt. Dabei wird das, was von ihnen erwartet wird, nicht minder klar und deutlich dargelegt. Das Vertrautwerden mit einer Philosophie, welche die Klinik als ein therapeutisches Instrument konzipiert, und zu lernen, wie diese Philosophie bei der tagtäglichen Arbeit umzusetzen ist, braucht Zeit. Mitarbeiter, denen es nicht gelingt, sich mit dem Normsystem der Klinik anzufreunden, finden sich vielleicht ständig im Streit mit ihren Kollegen und mögen es zuletzt vorziehen, den Arbeitsplatz zu wechseln.

Als Beteiligte in einem therapeutischen Umfeld lernen die Patienten, daß in dieser speziellen sozialen Situation bestimmte Verhaltensweisen, Erwartungen und Ereignisse für angemessen gelten, und andere nicht. Die Einführung in das therapeutische System vollzieht sich über explizite Rollenanweisungen und indirekt über das, was die Rollenvermittlung nahelegt.

Solches Rollenlernen hat ein ungemein weites Anwendungsfeld und ist an sich schon „therapeutisch". Die Kontextstruktur eines therapeutischen Milieus stellt ein höchst typisches Interaktions- und normatives Muster dar, dem der Patient wieder und wieder ausgesetzt ist und das letzten Endes sein Verhalten eingrenzt und formt. Bezeichnenderweise ermutigt die Teilnahme an einem solchen Interaktionskontext den Patienten, sein Engagement zu vertiefen und schneller neue Verantwortung zu übernehmen. Die erfolgreiche Erfahrung im Umgang mit anderen im Umfeld der High-Point-Klinik ist für den Patienten eine Botschaft: „Du bist kompetent (wirst bald kompetent sein) und hast die Fähigkeit, mit anderen Menschen umzugehen; du bist ein wertvoller Mensch."

Die Mitarbeiter werden „lebenskundig" und sind dafür verantwortlich, daß über die Rollen und die Erfordernisse des Umfelds, in dem sich die Patienten befinden und für die Dauer der Behandlung bleiben, frei und offen gesprochen wird.

Da die erfolgreiche Mitwirkung an sozialen Situationen eine Komplementarität von Erwartung und Verhalten voraussetzt, ergeben sich Probleme, wenn die Informationsdichte hinsichtlich des Rollensystems im Verlauf der Interaktion unter das Minimum absinkt, das einen reibungslosen Ablauf gerade gewährleistet. Ein ungünstiger Ausgang für das System und die Beteiligten ist dann zu befürchten, wenn die Rollenvorschriften und -anweisungen schlecht vermittelt werden oder mehrdeutig sind.

Nach der Aufnahme in einen neuen Rahmen gilt ein beträchtlicher Teil der Interaktion zunächst den Rollenanweisungen und der Klärung, wie sich der Patient angesichts dessen, was ihm und um ihn herum geschieht, zu verhalten hat.

Ein Mindestmaß an Sozialisation ist unabdingbar, will man ein soziales System schaffen und erhalten. Wenn es nicht gelingt, dieses Sozialisierungsminimum bei der Interaktion mit neuen Patienten zu erreichen, so läßt sich das Programmziel nicht verwirklichen. Ein therapeutisches Milieu hat eine doppelte Aufgabe: Zunächst müssen die Teilnehmer so sozialisiert werden, daß sie einen Teil der Behandlungssituation bilden, doch müssen sie letztlich so weit gebracht werden, auch in anderen sozialen Umfeldern zurechtzukommen. Diese doppelte Zielsetzung kann nur erfolgreich sein, solange die beiden Aufgaben komplementär bleiben. Sie läßt sich nicht verwirklichen, wenn das eine Ziel mit dem anderen konkurriert oder in Konflikt steht. Unklare oder gar irreführende Beziehungen unter den Mitarbeitern können nicht nur die primäre Aufgabe der Rolleninduktion zum Scheitern bringen, sondern auch dazu führen, daß die gesamte Situation unglaubwürdig wird und das Erreichen des Lehrziels nicht mehr gewährleistet, nämlich den Teilnehmern beizubringen, wie sie sich in einer anderen sozialen Umgebung zu verhalten haben.

Deuterolernen

Der Begriff des Deuterolernens geht auf Gregory Bateson[1] zurück und meint das Lernen zweiter Ordnung bzw. das Lernen, wie man lernt. Beim Erlernen einer Sprache z. B. lernt man nicht nur die Sprache, sondern auch, wie man beim Lernen der Sprache verfahren muß, nämlich auf die Stellung von Substantiv und Verb zu achten, auf die Einhaltung der korrekten Zeitenfolge usw.

Ich habe schon früher vorgeschlagen, den Beriff des Deuterolernens zum Verständnis der psychotherapeutischen Interaktion heranzuziehen, da diese, wenn sie überhaupt etwas leistet, eben diesen Prozeß des Deuterolernens fördert.[2] Die Frage war nur, wie und in welcher Hinsicht eine so komplexe therapeutische Umgebung wie die High-Point-Klinik das Deuterolernen erleichtert bzw. wie sie dem Patienten die Fähigkeit vermittelt, all das zu lernen, was zur Lebenstüchtigkeit in den verschiedensten sozialen Umgebungen und Systemen notwendig ist.

Die ständige Kontrolle und aufmerksame Betrachtung der Mikroordnung in den alltäglichen Interaktionsprozessen durch Mitarbeiter, die in der Beobachtung funktioneller und dysfunktioneller Interaktionen – einer Form therapeutischer Arbeit, die für das High-Point-Programm besonders typisch ist – versiert sind, erwies sich als der hauptsächliche Mechanismus, der den Patienten das Deuterolernen erleichtert.

Das Lernen von Wertvorstellungen

Ob man sich, explizit oder implizit, dazu bekennt oder nicht, die Mitwirkung an einem sozialen System beinhaltet die Mitteilung von Werten. Die Teilnehmer handeln nach bestimmten Regeln, Prinzipien und Prioritäten und erwarten das gleiche von den anderen. So wie es nicht machbar ist, *nicht* zu kommunizieren, ist es auch nicht möglich, *keine* Wertvorstellungen zum Ausdruck zu bringen.

Manche Therapeuten legen ihr Wertsystem offen und sehen darin einen Teil ihrer therapeutischen Arbeit. Sie wollen dem Patienten dabei behilflich sein, sich „gesündere" bzw. „funktionellere" Prinzipien zu eigen zu machen und danach zu leben.

Während manche Analytiker eine explizite Werterziehung als Behandlungsziel verneinen, messen die Therapeuten ihren Therapieerfolg bzw. -mißerfolg offensichtlich häufig daran, in welchem Maß der von ihnen behandelte Patient ihr Wertsystem übernimmt.

Fromm-Reichmann argumentierte, „es ist nicht korrekt zu sagen, es gebe *keine* inhärenten Werte, die mit den Zielen der Psychotherapie zu tun hätten ... Der Psychiater sollte sich nicht scheuen, sich diese Maßstäbe (Werte) klarzumachen bzw. zuzugeben, daß er sich bei seinem therapeutischen Umgang mit den Patienten von diesen Grundsätzen leiten läßt, wie sehr ihm auch daran gelegen sein mag, wertneutral zu bleiben."[3]

Das Wertproblem ist noch komplizierter, wenn es um das therapeutische Programm einer psychiatrischen Anstalt geht, wo die Patienten über einen Zeitraum von Monaten oder Jahren mit den verschiedensten Mitarbeitern und mit einer Vielzahl anderer Patienten in Beziehung treten. Jeden Tag müssen sich die Patienten auf eine Unzahl von Erwartungen, Anweisungen und institutionellen Vorschriften einstellen und an einer Reihe sozialer Transaktionen teilnehmen, die genau beobachtet und eingehend kommentiert werden.

Im Laufe der langjährigen Entwicklung des High-Point-Programms gewann das Interesse am Wertsystem der Patienten bei der therapeutischen Arbeit nach dem an der Klinik gültigen Behandlungssystem einen immer höheren Stellenwert.

Das High-Point-Programm gründet auf einer Reihe zusammengehöriger Annahmen: a) die Mitarbeiter müssen von den Wertvorstellungen, die ihre Beziehungen untereinander und zu den Patienten steuern, einen klaren Begriff haben; b) es gehört zur therapeutischen „Arbeit" des behandelnden Personals, als Vermittler, Fürsprecher und Vertreter des für die therapeutische Gemeinschaft verbindlichen Wertsystems zu fungieren; c) ebenso gehört dazu, den Patienten bei der Überprüfung ihrer Wertvorstellungen behilflich zu sein; d) darüber hinaus muß das Programm mit einer sozialen Umgebung gekoppelt sein, die dem Lernen und der Übernahme von Wertvorstellungen als Voraussetzung für ein konstruktiveres, weniger schmerzliches und gesünderes Leben förderlich ist.

Beziehungsethik

Mit seiner Betonung der Wertthematik nimmt das High-Point-Klinikprogramm einen ziemlich einzigartigen Platz unter den psychiatrischen Institutionen ein. Die von den Mitarbeitern vermittelten Werte und deren Übernahme durch die Patienten stehen bei der hier präsentierten Studie im Mittelpunkt des Interesses. Die höchste Priorität kommt dabei den Werten zu, die nach Boszormenyi-Nagy unter dem Begriff „Beziehungsethik" zusammengefaßt werden. Ethische Theorien orientieren sich traditionsgemäß am einzelnen und unterstreichen seine Autonomie, seine „Rechte", seine Würde und seine Freiheit. In High Point wird darüber hinaus auf eine Ethik der gegenseitigen Rücksichtnahme, auf Fairneß in den Beziehungen und auf verdientes Vertrauen Wert gelegt. In der Beziehungsethik, wie sie von Ivan Nagy theoretisch entwickelt wurde und in High Point praktiziert wird, ist ein Schwerpunkt die „gleichzeitige multilaterale Betrachtung von mehr als einem Menschen". Vertrauen verdienen, die anderen fair behandeln und von den anderen fair behandelt werden, sich gegenseitig helfen, das sind Werte, denen das Programm eine hohe Priorität einräumt.

Wertvorstellungen und Schizophrenie

Mit im Programm ist die Voraussetzung, daß Wertprioritäten und Wertwandel für das Verständnis der Lebenserfahrungen schizophrener Menschen von zentraler Bedeutung sind und daß eine Veränderung der Wertvorstellungen – eigentlich die Aneignung eines anderen kulturellen Wertsystems – die Krankheitssymptome bessern und den Umgang mit der eigenen Krankheit erleichtern kann.

Die soziale Welt des Schizophrenen organisiert sich um solche Wertdimensionen wie Vertrauen – Mißtrauen, Annäherung – Rückzug, Gerechtigkeit – Ungerechtigkeit, Hoffnung – Verzweiflung.

Die gemeinsame Beschäftigung mit diesen Werten kann sowohl als Symptom wie auch als Bewältigungsmechanismus (analog körperlichen Symptomen, die ein Ausdruck der Krankheit und zugleich eine Form von Krankheitsbewältigung sind) gesehen werden.

In dem Maße, wie Patienten in einer sozialen Umgebung leben, die solche Beziehungswerte wie Vertrauen und Vertrauenswürdigkeit, Fairneß, Gerechtigkeit und gegenseitige Rücksichtnahme hervorhebt, und sich bei der Organisation ihres

Verhaltens und ihrer Erwartungen danach richten, werden die Symptome schwä-
cher. Diese Betonung von Beziehungswerten geschieht in High Point gewiß nicht
auf Kosten der Würde und der Persönlichkeit der Patienten. Dennoch führt eine
ausgeglichene Akzentuierung der Beziehungswerte und der Individualwerte im
Rahmen eines Klinikprogramms für stationäre Patienten zu einem „Wertdilem-
ma". Das wird in diesem Buch deutlich gemacht.

Kommunikation und Verletzlichkeit

Menschliche Interaktionsmuster variieren sowohl in quantitativer als auch in qua-
litativer Hinsicht; demgemäß kann es hier wie dort zu Schwierigkeiten kommen.
Mit bestimmten Kommunikationsinhalten wird man besser fertig als mit anderen.
Eine positive und ermutigende Kommunikation bringt weniger Streß mit sich als
eine negative und herabwürdigende. Je häufiger es zu so einer schädlichen Kommunikation kommt, desto schwerer wird dem Patienten der soziale Umgang in
einem therapeutischen Milieu fallen. Neben der Häufigkeit spielt auch die zeitliche Verteilung eine Rolle.

Therapeutische Versuche in einem „schwierigen" Kommunikationsfeld bleiben
oft erfolglos und lassen frustierte und unzufriedene Mitarbeiter zurück. Nicht nur,
daß das die Patienten umgebende Kommunikationsfeld in seinem Schwierigkeitsgrad stark variiert, die Patienten selbst unterscheiden sich in der Fähigkeit, sich
auf die unmittelbare Umgebung einzustellen und damit umzugehen. Manche Patienten reagieren auf destruktive Kommunikation besonders empfindlich und sind
nicht imstande, übermäßigen Anforderungen nachzukommen. Eine solche Ver-
letzlichkeit kann von unterschiedlichen Schwellen bei der Wahrnehmung von Angriffen und Ansprüchen herrühren oder von der Unfähigkeit, diese zu entschärfen.

Sullivan war davon überzeugt, daß schizophrene Menschen, „die Zuneigung
und Vertrautheit um sich spüren anstatt Haß und Demütigung, eher in der Lage
sind, ihre Persönlichkeit neu zu organisieren". Er warnte davor – eine Warnung,
die heute besonders angebracht erscheint –, „Patienten, denen es bei einer solchen
Behandlung besser geht, voreilig aus dem therapeutischen Milieu herauszuneh-
men und in widrige Umstände zurückzuversetzen, die leicht einen Rückfall bewirken können".[4]

Neutralisationsvermögen

Psychologische Anfälligkeit kann man sich etwa so vorstellen, wie die Fähigkeit
des Organismus, schädliche Substanzen, denen er ausgesetzt ist, zu verarbeiten
und unschädlich zu machen. Wie der Organismus kleine Giftmengen, die gelegentlich auf ihn einwirken, neutralisieren kann, so sind manche Menschen nur

solchen Anforderungen gewachsen, die in kleinen Dosen und zeitlich gut verteilt an sie herangetragen werden. Therapeutische Situationen hören auf therapeutisch zu sein, wenn ihr Schwierigkeitsgrad und die Anforderungen der darin stattfindenden Interaktionen das Neutralisations- und Bewältigungsvermögen des Patienten übersteigen.

Wenn Schwankungen des Schwierigkeitsgrads eines sozialen Umfelds tatsächlich eine kritische Rolle spielen, muß sich die Aufmerksamkeit auf die Interaktions- und Erwartungsqualität des therapeutischen Milieus richten. Der soziale Kontext, in dem sich der Alltag der Patienten abspielt, muß so strukturiert sein, daß die Erwartungen und die erforderlichen Kommunikationshandlungen die Toleranzschwelle der Patienten nicht überschreiten und deren Fähigkeit, Frustrationen und widersprüchliche Informationen zu neutralisieren, nicht ungebührlich strapazieren. Mitunter werden Neuroleptika eingesetzt, um dieses Ziel zu erreichen. Die Wirkung dieser Substanzen besteht u. a. in einer Erhöhung der Belastungsschwelle bei der Bewältigung von Anforderungen und der Verarbeitung schädlicher Reize. Leider dämpfen diese Medikamente gleichzeitig auch oft den Antrieb, für Umstände zu sorgen, die den alltäglichen menschlichen Bedürfnissen der Patienten gerecht werden.

Therapeutische Milieus können statisch oder repetitiv sein, aber auch dynamisch und progressiv. Sich wiederholende Interaktionen treten, salopp ausgedrückt, auf der Stelle. Es entwickelt sich kaum eine Beziehung zwischen den Beteiligten, und auch der Interaktionsprozeß selbst scheint nicht in Gang zu kommen. Bei diesen Therapiesystemen kommt es nicht zu den erwarteten Wachstums- und Differenzierungsphasen.

Situationen, in denen keine Interaktionsentwicklung stattfindet, richten u. U. mehr Schaden als Nutzen an. Wo sich die Teilnehmer dagegen in einer wachsenden Beziehung oder inmitten eines interaktiven Prozesses erleben, kann man von einer heilsamen oder therapeutischen Situation sprechen. Eine planmäßige und systematische Interaktionsentwicklung erfordert die Mitarbeit jedes einzelnen in der therapeutischen Gemeinschaft. Kompetente Eltern helfen dem Kind über schwierige Interaktionsphasen hinweg, und ein erfahrenes therapeutisches Team leistet das gleiche für den Patienten.

Die Bedeutung der räumlichen Umgebung

Daß die Örtlichkeiten und Räumlichkeiten, in denen sich das therapeutische Programm abspielt, von Bedeutung sind, scheint selbstverständlich. Die spezifische Rolle und das therapeutische Potential der räumlichen architektonischen Merkmale sind i. allg. bislang jedoch nicht klar herausgearbeitet worden.

Bettelheim, der sich über die Rolle der Klinikarchitektur beim Behandlungsprozeß mehr als die meisten Kliniker Gedanken gemacht hat, schreibt, „es gibt derzeit keine definitiven und bewährten Modelle für die Planung der räumlichen Struktur (und der internen Organisation) psychiatrischer Institutionen."[5]

Die räumliche Umgebung, in der die Behandlung stattfindet, wirkt sich auf das Verhalten, die sozialen Interaktionen und das Selbstwertgefühl aus. Über die rein funktionellen und deutlich erkennbaren Aspekte hinaus bietet jedes Gebäude auch eine Reihe „versteckter" Botschaften. Der räumliche Rahmen eines therapeutischen Programms beinhaltet eine wirkungsvolle Form von Metainformation, die für das Programmverständnis des Patienten von Bedeutung ist, und Anweisungen, welche die Selbsterfahrung des Patienten, sein Verhalten gegenüber anderen und möglichen Verhaltensänderungen betreffen.

Die räumliche Umgebung und die architektonischen Merkmale der High-Point-Klinik sind im Laufe der Jahre zu einem wesentlichen Element und zu einem Verstärker des Programms geworden.

Die detaillierte Analyse der High-Point-Umgebung, über die in diesem Buch berichtet wird, verfolgt zwei Ziele: Sie will deutlich machen, welcher Nutzen räumlich-architektonischen Merkmalen im Hinblick auf ein bestimmtes Programmziel zukommt; und sie will zu Aussagen darüber gelangen, welches spezifische Arrangement des räumlichen Umfelds den therapeutischen und rehabilitativen Zwecken psychiatrischer Einrichtungen entgegenkommt.

So gibt es in High Point z. B. Regeln, die den Bewegungsspielraum im Gebäude festlegen. Zur Belohnung für bestimmte Leistungen kann dieser Spielraum dann erweitert werden, indem der Zugang zu besonderen, attraktiven Stellen und deren Nutzung gestattet wird. Diese Regeln und Belohnungen spiegeln ein Gleichgewicht wider, das allgemein gilt, nämlich zwischen Maßnahmen, die den Patienten vor Selbstschädigung und vor der Schädigung anderer bewahren sollen, und der Zuweisung von Verantwortung für sich selbst und für andere.

Auf diese Weise entspricht die Erweiterung des räumlichen Umfelds von einer eher eingeengten bis zu einer relativ großen Bewegungsfreiheit auf dem Klinikgelände, welche die Patienten im Verlauf ihres Aufenthalts in der Klinik erfahren, dem zunehmenden Verantwortungs- und Selbstwertgefühl und der wachsenden Selbstkontrolle.

Die Dosierung sozialer Therapien

Die meisten physikalischen Therapieformen stützen sich auf eine Dosierungstheorie. Zu einer solchen Theorie gehören Annahmen über die angemessene Dosierung der betreffenden Behandlungsform (z. B. Medikamente, Bestrahlung usw.), die Häufigkeit der Verabreichung und die Natur des zugrundeliegenden biologischen Mechanismus.

Dagegen gibt es für Interventionen innerhalb des sozialen Systems, für die Psychotherapie und für die in diesem Buch beschriebenen Formen sozialer Therapie keine vergleichbare validierte Theorie.

Dennoch liegen diesen Interventionsformen implizite Vorstellungen zur „Dosierung" und Behandlungsdauer zugrunde. Ich werde diese Annahmen, aufgrund deren sich die Wirkung therapeutischer Milieus, wie im Fall der High-Point-Klinik, maximieren läßt, offen darlegen. Ich befasse mich mit den verschiedensten sozialtherapeutischen Interventionen, die zu dauerhaften Verhaltensänderungen und zu veränderten sozialen Beziehungen führen und dem Patienten die Prinzipien nahebringen, nach denen sein Alltagsleben ablaufen sollte, und auch mit der Fähigkeit der Patienten, solche Prinzipien in unterschiedlichen Situationen anzuwenden.

Die Erfahrung mit dem High-Point-Klinikprogramm über 3 Jahrzehnte hat zu Informationen und Einsichten geführt, mit deren Hilfe sich die Parameter einer „Dosierungs"-Theorie im Hinblick auf die Wirksamkeit therapeutischer sozialer Systeme definieren lassen. Es hat sich herausgestellt[6], daß die heilsame Wirkung des Programms sich am besten an Patienten beobachten und dokumentieren läßt, die mindestens 1 Jahr an dem Programm teilgenommen haben.

Ich werde das sozialtherapeutische Äquivalent einer therapeutischen Dosis beschreiben, also die Elemente, Strukturen und Prozesse, denen der Patient ausgesetzt wird, und die Arten von wiederholten, zunehmend schwereren und synergistischen Erfahrungen, die der Patient machen muß, damit eine therapeutische Umgebung, wie sie die High-Point-Klinik bietet, tatsächlich eine Verhaltensänderung herbeiführt.

Teil II. Methodologie

4 Methoden und Probleme

Einleitung

Ich bin seit den frühen 60er Jahren mit dem Betrieb der High-Point-Klinik vertraut. Im Jahre 1972 machte ich mit einem Kollegen zusammen in der High-Point-Klinik eine Reihe von Forschungsbesuchen mit der Absicht, Struktur und Prozeß ihres therapeutischen Programms darzustellen.[1] Auf der Grundlage weiterer Erfahrungen mit der Erforschung einer Anzahl therapeutischer Gemeinschaften[2,3] begannen wir im Herbst 1982 mit einer eingehenderen Untersuchung des High-Point-Programms. So gesehen ist die hier besprochene Studie Teil eines Programms zur Erforschung und Analyse therapeutischer Milieus.

Das Programm der High-Point-Klinik geht von der Prämisse aus, daß eine personell gut besetzte und sorgfältig geplante Anstalt für Menschen, die durch ihre Bindungen in ihrer Welt psychisch gestört sind, ein therapeutisch wirksames Milieu darstellen kann. Das Programm ist sowohl einem medizinischen als auch einem sozialen Modell psychischer Störungen verpflichtet. Einerseits gelten die Patienten als „krank" und bedürfen von daher einer medizinischen Behandlung, andererseits wird ihre „Krankheit" auf gestörte Beziehungen zurückgeführt und auf Überbelastung durch Ansprüche, die ihr Bewältigungsvermögen übersteigen.

Die Vorstellung von der Klinik als therapeutischem Milieu hat die Auffassung ersetzt, die in der Klinik einen Platz sah, wo mit Patienten, deren stationäre Aufnahme unumgänglich ist, eine Psychotherapie durchgeführt wird. Wenn die individuelle Psychiater-Patient-Beziehung auch nach wie vor als wesentliche Ingredienz des Gesamtbehandlungsplans gesehen wird, begreift das neue Konzept den Schlüsselprozeß, der die Funktionsfähigkeit des Patienten wiederherstellt, als sozialen Lernvorgang im Sinne einer Sozialisierung und Resozialisierung.

Während das zweite, umfassendere Projekt die Schlußfolgerungen der früheren Studie bestätigte, ergaben sich auch neue Gesichtspunkte hinsichtlich einiger ungewöhnlicher Eigenschaften des High-Point-Programms. Manche von diesen haben eine große Bedeutung für Programme, die auf eine Persönlichkeitsänderung abzielen, und vor allen Dingen für die stationäre Behandlung von Schizophrenen und anderen psychisch stark beeinträchtigten Patienten.

Das Problem der Beschreibung

Untersuchungen über Behandlungssituationen bedienen sich einer Vielzahl von Methoden: klinische Beschreibung, Interview und Fragebogen, Ratingskalen, objektive und subjektive Beobachtung, Analyse von Krankenblättern und von demographischen Daten zu Eigenschaften von Patienten und Mitarbeitern sowie von Daten zur klinischen und therapeutischen Organisation.

Bei den vergangenen Studien arbeitete ich mit einer Kombination dieser Methoden und setzte mich besonders für die Entwicklung von quantitativen Methoden zur Analyse laufender Verhaltensprozesse ein.[4,5]

Es wurde jedoch zunehmend deutlich, daß allein die Beschreibung der zufälligsten interpersonalen Begegnung fast unüberwindliche Schwierigkeiten der Selektion, Zusammenfassung und Konzeptualisierung bereitete. Paul Lazarsfeld, ein Mitbegründer der modernen empirischen Verhaltenswissenschaft, erinnerte seine Studenten gerne daran, daß es zwar Richtlinien zur Durchführung einer Studie gibt, wenn wesentliche Phänomene, Begriffe und Hypothesen erst einmal identifiziert sind, aber keine Anleitungen gegeben werden, wie solche Phänomene und Begriffe zu entdecken sind. Anders gesprochen, es stehen keine Methoden zur Verfügung für die Entdeckung kritischer Elemente in den zu untersuchenden Prozessen.[6]

Wechselspiel von Theorie und Forschung

Lazarsfelds Hinweis ist für die hier referierte Arbeit sehr wichtig. Es galt nämlich, die wesentlichen Phänomene und Prozesse offenzulegen, die ein Behandlungsprogramm und einen Organisationszusammenhang kennzeichnen, in dem 30–40 professionelle und nichtprofessionelle Mitarbeiter tagtäglich mit 35–45 Patienten und miteinander umgehen.

Diese Menschen stecken alle in einem speziellen organisatorischen Kontext, damit die Patienten unter ihnen – im Verlauf von Monaten oder Jahren – eine dauerhafte Veränderung ihrer Symptomatik, ihres Verhaltens und des Ausmaßes ihrer Behinderung bzw. ihrer Funktionsfähigkeit erreichen.

Die Mannigfaltigkeit des Vokabulars, das sich zur Beschreibung der komplexen menschlichen Phänomene in einem solchen Rahmen anbietet und jeweils auf einem anderen theoretischen Fundament (psychoanalytisch, verhaltenstherapeutisch, biologisch) gründet, zwingt zu der Einsicht, daß eine einzige Beschreibung wohl nicht ausreicht und sich die „letzte" Struktur dieser Phänomene nicht in einem einzelnen Ansatz offenbaren wird.

Wir bringen in die Forschung unsere ganze Erfahrung mit ein, Beobachtungen in einer Vielzahl von Situationen, Vertrautheit mit theoretischen Modellen der Psychiatrie und der Sozialwissenschaften und vielleicht ein gewisses Maß an

Weisheit, mit einem Wort, ein gehöriges Vertrauen in unsere Wahrnehmungen und Schlußfolgerungen.

Ich stimme mit Strauss überein, wenn er sagt: „Die Wurzel allen bedeutsamen Theoretisierens liegt in den sensiblen Einsichten des Beobachters. Wie jeder weiß, können diese plötzlich oder allmählich, am Morgen oder in der Nacht, bei der Arbeit oder beim Spiel (ja sogar im Schlaf) kommen. Sie können sich direkt aus der Theorie ergeben (der eigenen oder der eines anderen) oder sich ohne Theorie einstellen, und sie können über den Beobachter kommen, während er seine eigenen Reaktionen beobachtet, aber auch, wenn er anderen bei ihrer Tätigkeit zuschaut."[7]

Einsichten erwachsen aus eigenen Beobachtungen und Erfahrungen in der zu untersuchenden Situation und aus dem Vergleich mit Beobachtungen, die in anderen ähnlichen Situationen gemacht worden sind. Auch wenn nur ein einzelner „Fall" oder eine einzige „Einheit" zu untersuchen ist (wie das Therapieprogramm in unserer Studie), wird er erfahrene Beobachter ständig Vergleiche ziehen und seine Beobachtungen im Lichte früherer vergleichbarer Erfahrungen bewerten.

Zur Methodologie gehört auch die stete Wechselwirkung von Theorie und Forschung. Darin zeigt sich ein Ansatz, der dem der „begründeten Theorie" verwandt ist. Bei diesem Ansatz bestätigt oder verwirft der Forscher nicht nur die Hypothesen, die er in die Studie einbringt, sondern die Forschung führt selbst zu Hypothesen und strategischen Einblicken, die dann ihrerseits systematisch geprüft werden. In diesem Sinn ist wissenschaftliches Arbeiten sowohl deduktiv wie auch induktiv. Da bei diesem methodischen Vorgehen Forschen einen ständigen Lernprozeß bedeutet, ist die Frage, *wann* man genügend weiß und sich damit zufrieden gibt.

Interviewdaten

Interview- und Fragebogenmethoden werden häufig eingesetzt, wenn Kliniken und andere Behandlungssysteme untersucht werden. Die Mitarbeiter haben in diesem Zusammenhang eine Doppelfunktion: einerseits reagieren sie im Hinblick auf ihre eigenen Ansichten, Verhaltensweisen und Erfahrungen, andererseits fungieren sie als Informanten, was das Verhalten anderer und die verschiedenen Aspekte des Behandlungssystems insgesamt angeht.

Bei meiner Studie des High-Point-Programms wurden mit allen Ärzten, mit Schwestern und Pflegern, mit psychischen Betreuern und mit Patienten Interviews durchgeführt, für gewöhnlich in kleinen Gruppen. Die Interviews dauerten oft bis zu einer Stunde, in vielen Fällen erfolgte eine Tonbandaufzeichnung. Obwohl die Interviews nur Forschungszwecken dienten und die Ergebnisse der Klinikverwaltung nicht zugänglich waren, wurde die Tonbandaufzeichnung jederzeit unterbrochen, wenn ein Gesprächspartner dies wünschte. Alle Interviewteilnehmer wurden entsprechend instruiert. Im Verlauf der Studie wurde ein solcher Wunsch aber nur zweimal geäußert, und auch nur für kurze Zeit.

In den Interviews wurden eine ganze Reihe von Themen angesprochen. Das Spektrum reichte von der Beschreibung des Programms und der Rolle des Befragten bis hin zur Diskussion auffälliger Patienten und der Erfolgs- bzw. Mißerfolgskriterien. Jeder Teilnehmer wurde gebeten, die für ihn wesentlichen Züge des Programms und des sozialen Umfelds, in dem Mitarbeiter und Patienten miteinander umgehen und leben, zu definieren. Die Mitarbeiter sollten ferner über „besondere Vorfälle" berichten, um den Ablauf des Programms zu veranschaulichen.

Die auf diese Weise gewonnenen Daten sind trotz mancher Vorbehalte zweifellos wichtig. Es war Mills, der feststellte, daß das methodologische Hauptproblem in den Verhaltenswissenschaften die Diskrepanz zwischen Rede und Verhalten sei, zwischen dem, was die Leute behaupten zu tun, und dem, was sie tatsächlich tun. Mills Feststellung bezieht sich darauf, daß ein gewisser Teil der Befragten, der Versuchspersonen und der Informanten – selbst bei höherem Differenziertheitsgrad – unfähig (mitunter auch nur unwillig) ist, über die sozialen Interaktionsprozesse, an denen sie teilhatten, verbindliche Auskunft zu geben. Die Interviewmethode ist aus vielen Gründen nur begrenzt brauchbar. Insbesondere fällt es den Menschen schwer, sich in einer sozialen Situation der dabei ablaufenden vielfältigen und komplexen Prozesse bewußt zu werden. Bales erklärt: „Langsame Veränderungen entziehen sich ebenso leicht der bewußten Wahrnehmung wie die Veränderungen im Verhaltensprozeß, die sich schneller vollziehen, als es dem durchschnittlichen Interaktionstempo entspricht."[8] Deshalb kommt man nicht umhin, Interviewdaten mit Informationen zu ergänzen, die durch direkte Beobachtung der Beteiligten gewonnen werden.

Verhaltenssituationen

Die Untersucher bestimmen, welche Ausschnitte aus dem sozialen Gesamtkontext sie erforschen wollen, um zu gültigen Aussagen über die herrschenden Normen, die soziale Struktur und die typischen Interaktionsmuster zu gelangen.

Um für einen solchen Ausschnitt eine erste Beschreibung des Netzwerks relevanter sozialer Prozesse zu erhalten, sind Beobachtungen über einen Zeitraum von Wochen und Monaten erforderlich.

In einer Reihe wichtiger Arbeiten zu Anfang der 60er Jahre stellte der Psychologe Roger Barker die These auf, die Verhaltensforschung könne sich natürlicher Einheiten bedienen, die er als Verhaltenssituationen bezeichnete. Diese Situationen sind für Barker „aus dem Verhaltensfluß natürlich ausgrenzbare Einheiten".[9]

Solche Situationen umfaßten eine ganze Reihe von Kontakten, Zusammenkünften, Austauschversuchen, offiziellen wie inoffiziellen, unter Mitarbeitern, unter Patienten sowie zwischen Mitarbeitern und Patienten. Zu den häufig beobachteten Situationen zählen alle Arten von Mitarbeiterkonferenzen, Gruppentherapiesitzungen, Versammlungen der Patientenkomitees, Kunsthandwerkskurse, organisierte Kunst- und Theaterereignisse, formlose Zusammenkünfte von Mitarbeitern und Patienten, das tägliche Mittag- und Abendessen sowie die Begegnungen zwischen Personal und Patienten und der Patienten untereinander bei den vielfältigen Aufgaben und Pflichten des Alltags.

Im Gegensatz zu meinem Vorgehen bei früheren Projekten verzichtete ich bei dieser Untersuchung auf quantitative Messungen, abgesehen von der Quantifizierung einiger Aspekte des Gesamtergebnisses. Im Lauf der Jahre waren ja bereits eine Vielzahl therapeutischer Situationen und wichtiger Parameter identifiziert worden. Ich zog es vor, von Anfang an auf einer systemischen Begriffsebene zu arbeiten.

Die Aufgabe bestand darin, ein Begriffsmodell zu entwickeln, das die Prozeßmerkmale sozialen Lernens und der Resozialisierung in einem sozialen Behandlungskontext spezifiziert – in diesem Fall im therapeutischen Programm der High-Point-Klinik.

Der teilnehmende Beobachter

In der traditionellen Kurzzeitforschung der Verhaltenswissenschaften bewahren die Untersucher Abstand von den zu untersuchenden Probanden. In vergangenen Studien zur Klinikorganisation wurden Personal und Patienten nicht eingeweiht, bis das ganze Unterfangen beendet war. So schlüpfte Caudill in die Rolle eines Patienten, um eine kleine psychiatrische Klinik zu erforschen, und Goffman trat bei seinen Studien an der St.-Elizabeth-Klinik als Assistent des Sportdirektors auf.[11]

Ein solches Täuschungsmanöver ist bei Langzeituntersuchungen der Behandlungsprogramme kleiner Kliniken weder wünschenswert noch durchführbar. Morris Schwartz, der in der inzwischen klassischen Studie der psychiatrischen Klinik Chestnut Lodge den größten Teil der täglichen Beobachtungsarbeit leistete, wurde den Patienten und den Mitarbeitern „in seiner wahren Rolle – als Wissenschaftler, der herausfinden will, wie die Patienten zusammenleben, wie der Klinikbetrieb abläuft, was man zur Verbesserung tun kann ...“[12] vorgestellt.

Bei meiner Studie der High-Point-Klinik wurde die Rolle des Untersuchers bzw. Beobachters dem Personal unmißverständlich beschrieben. Den Mitarbeitern wie auch den Patienten wurde das Ziel der Studie genau erklärt: nämlich durch Beobachtung und Interviews etwas über den alltäglichen Vollzug des Behandlungsprogramms zu erfahren, um der psychiatrischen Gemeinschaft darüber berichten zu können.

Mit dem Fortschritt in der Forschung wurde es möglich, in einem umfassenderen theoretischen Rahmen einige wichtige Programmeigenschaften begrifflich zu fassen und zu erklären, wie z. B. die Auffassung von der therapeutischen Arbeit, die sich ja von der in anderen psychiatrischen Behandlungsprogrammen realisierten Auffassung deutlich unterscheidet.

Das Problem der Offenlegung

Die vorzeitige Weitergabe vorläufig gewonnener Einsichten an die Klinikmitarbeiter wird das laufende Programm ganz unvermeidlich, wenn vielleicht auch nur geringfügig, beeinflussen. Bei einem „rein" wissenschaftlichen Modell würde man vor einem solchen Schritt zögern. Dagegen scheint es bei einem kombinierten Handlungs-Forschungs-Modell und auch angesichts des geringen Programmumfangs und der engen Verbundenheit des Untersuchers mit den Mitarbeitern und dem täglichen Klinikbetrieb wenig sinnvoll, Einsichten und Befunde – selbst solche vorläufigen Charakters – zurückzuhalten, wenn sich damit die Wirksamkeit des Programms verbessern läßt.

„Wir hatten nicht bemerkt, daß manche Mitarbeiter sehr viel häufiger Informationen wollten, auch wenn diese noch nicht systematisch geordnet waren. Diese Mitarbeiter sagten später, das hätte ihnen bei dem ständigen Prozeß der Gewissensprüfung geholfen ... Wir glauben rückblickend, daß diese Informationen ohne Verletzung der Vertraulichkeit hätten mitgeteilt werden können und ein solcher Austausch von Untersuchungsergebnissen und Klinikbelangen für beide Seiten höchstwahrscheinlich hilfreich gewesen wäre..."[13]

Zusammenarbeit als Herausforderung

Die in diesem Buch dargelegte Forschungsarbeit wurde in enger Zusammenarbeit mit Alexander Gralnick, dem medizinischen Direktor der High-Point-Klinik geleistet. Während die Aufgaben von Alexander Gralnick als Schöpfer und Organisator eines komplexen Behandlungsprogramms vorwiegend klinischer Art waren, bestand meine eigene Arbeit vor allem in der Untersuchung von Behandlungssituationen und therapeutischen Prozessen, wenngleich ich in der Vergangenheit auch als Kliniker und als Lehrer von Klinikern tätig gewesen war.

Es war daher unumgänglich, daß jeder von uns seine eigenen Vorstellungen von Krankheit und geistiger Behinderung, seine eigenen Behandlungsstrategien und seine eigene Meinung von den Vor- und Nachteilen medizin- und sozialpolitischer Programme hatte. Man hätte durchaus annehmen können, daß unser Engagement für unterschiedliche Modelle und Standpunkte unsere Zusammenarbeit erschweren würde.

Es hatte sich jedoch schon bei unserem ersten Versuch einer Zusammenarbeit in den frühen 70er Jahren herausgestellt, daß die Struktur des High-Point-Klinikprogramms in einigen wesentlichen Punkten dem theoretischen Modell vom therapeutischen Milieu entsprach, welches mir schon seit einiger Zeit am Herzen lag, und daß viele Merkmale des High-Point-Programms mit dem von mir entwickelten Kontextmodell erklärt werden konnten. Gleichzeitig erkannte Gralnick, daß eine solche begriffliche Neufassung des Programms dem Zweck und dem speziellen Charakter des Programms nicht nur voll und ganz gerecht wurde, sondern diese auch klarstellte und profilierte.

Nach Liebermann gibt es zwei vielversprechende Modelle für ein gemeinsames wissenschaftliches Vorgehen von Forscher und Kliniker bzw. Administrator, mit denen sich die Verbreitung innovativer und wirksamer Programme in der professionellen Gemeinschaft sicherstellen läßt. Bei dem ersten ist „der Administrator, Kliniker oder Programmdirektor selbst der Untersucher oder unmittelbar am Forschungs- und Bewertungsprozeß beteiligt. Das zweite Modell beinhaltet eine enge Arbeitsallianz zwischen Administrator bzw. Kliniker und Forscher. In der Praxis ist diese Allianz schwierig zu verwirklichen und eine echte Herausforderung. Sie verlangt von beiden Seiten viel Zeit und Aufwand, dazu die Bereitschaft, voneinander zu lernen, und Respekt für die Ideen, Ziele und Werte des anderen."[14]

Zwischen Alexander Gralnick und mir konnte sich in vielen Gesprächen, in vielen Stunden der Prüfung und Reflexion über alle Elemente des Programms tatsächlich eine solche Beziehung entwickeln. Wir merkten, wo wir in unseren Wahrnehmungen und theoretischen Formulierungen übereinstimmten, und kannten schließlich auch die Punkte, in denen wir differierten.

Teil III. Behandlungsformen

5 Formen therapeutischer Arbeit

Der Begriff der therapeutischen Arbeit

Professionelle Arbeit ist gewöhnlich mit einer Reihe spezieller Pflichten und Verantwortungsbereiche verbunden. Psychiater, Krankenschwestern, Sozialarbeiter, psychiatrische Helfer, Künstler und Kunsthandwerker und andere Mitarbeiter haben in einer psychiatrischen Anstalt spezielle und klar definierte Pflichten und Aufgaben. Nichtprofessionelle Mitarbeiter, das Wartungs-, Haushalts- und Küchenpersonal sind in ihrem zugewiesenen Bereich jeweils für verschiedene Aufgaben zuständig.

Es scheint jedoch, daß das Konzept von professioneller und nichtprofessioneller Arbeit, das sich im Laufe der Jahre in der High-Point-Klinik entwickelt hat, in eine etwas andere Richtung weist. Während jeder Mitarbeiter, ob professionell oder nicht, seine eigene, klar umschriebene Rolle einnimmt, mit speziellen Aufgaben und Funktionen, ist die gesamte Belegschaft zugleich auch in Aktivitäten eingespannt, die normalerweise nicht zu einer traditionellen organisatorischen Rollenstruktur gehören.

Es erscheint sinnvoll, diese gemeinsamen Aktivitäten der High-Point-Mitarbeiter als unterschiedliche Formen therapeutischer Arbeit darzustellen, weisen sie doch alle Merkmale der Arbeit auf.[1] Sie setzen gewisse Fertigkeiten voraus und einen Aufwand an Energie und Zeit. Ferner lassen sich diese Aktivitäten verbal beschreiben und so in ihrer Besonderheit weitervermitteln. Es ist wichtig, für solche Arbeit ein ausführliches „Rezept" bereitzustellen, doch sind manche der professionellen Mitarbeiter aufgrund ihrer besonderen Ausbildung oder aufgrund persönlicher Beschränkungen vielleicht nicht in der Lage, ihr Rollenverständnis so zu erweitern, daß sie solche Formen von Arbeit übernehmen können.

Einige Aspekte der High-Point-Klinikorganisation lenken die Aufmerksamkeit des Beobachters auf das an dieser Klinik etwas anders verstandene Konzept von der Funktion und Arbeit des Personals.

So sind professionelle Mitarbeiter auch in dem einen oder anderen der insgesamt 7 Patientenkomitees aktiv, denen im übrigen auch nichtprofessionelle Mitarbeiter angehören. Diese Komitees spielen bei allen Patientenaktivitäten und beim Alltagsbetrieb der Klinik eine Rolle. Es gibt ein Komitee für die Sicherheit des Hauses, für den Speisesaal, für das Grundstück und die Gärtnerei, für Kunst und Kunsthandwerk, für Unterhaltung sowie für die Bibliothek und die Zeitung.

Neben der Teilnahme an diesen strukturierten Gruppen leisten die Mitarbeiter ihren Beitrag zum therapeutischen Programm und zum Klinikbetrieb mit einer Reihe von Tätigkeiten, die nach meinen Kriterien verschiedene Formen von therapeutischer Arbeit darstellen.

Zuwendungsarbeit

Zuwendungsarbeit resultiert aus den Erwartungen und Forderungen an die Mitarbeiter, auch auf banale und alltägliche Vorkommnisse im Leben der Patienten während ihres Aufenthalts in der Klinik zu achten. Diese Zuwendungsarbeit des Personals gilt nicht allein den Symptomen, dem Problemverhalten oder der psychischen Notlage der Patienten. Die Aufmerksamkeit richtet sich ebenso auf die existentiellen Grundbedürfnisse: z. B. wie die Patienten drinnen oder draußen gekleidet sind, ob, was und wie sie essen, ob die Zimmer ausreichend belüftet und beleuchtet sind, ob das Licht abgeschaltet ist, wo es sich so gehört.

Aber auch auf den räumlichen Aspekten liegt das Augenmerk. Die Bedeutung des „hier und jetzt" wird immer wieder unterstrichen, zumal wenn bei dieser Form von Arbeit das Engagement nachläßt, was gelegentlich vorkommt. In der Tat wird jeder Mitarbeiter, aber auch jeder Patient aufgefordert, auf alles zu achten, was in der sozialen und räumlichen Umgebung geschieht.

„Es gibt keine unwichtigen Details"

Unter Umständen wird ebensoviel Zeit darauf verwandt zu diskutieren, welcher Preis für eine Patientenaktivität wie das Drachensteigen vergeben werden soll, wie auf eine Diskussion über die wirksame Medikation oder auf die Analyse von Problemen, beispielsweise das einer Krankenschwester im Umgang mit einem ihrer Patienten. So ging es in der Diskussion über den Wettbewerb im Drachensteigen darum, ob ein Preis für den am höchsten steigenden Drachen, für den am längsten in der Luft verweilenden oder für den mit dem farbenprächtigsten Design vergeben werden und worin dieser Preis bestehen soll. In diesem Zusammenhang stellte sich dann die Frage, wie bestimmte Patienten auf den ausgesetzten Preis reagieren oder auf die Entscheidung des Preisgerichts, eine Drachenkonstruktion vor allen anderen auszuzeichnen.

Ein bekannter Psychiater einer berühmten psychiatrischen Anstalt im Nordosten der USA äußerte in einer Personalsitzung, der er beiwohnte, die Ansicht, daß ein derart aufwendiges Interesse an einer so trivialen Sache wie einem Wettbewerb, mit der sich 6 Psychiater, die Oberschwester samt Assistentin, mehrere Sozialhelfer und andere Mitarbeiter über eine halbe Stunde beschäftigt hätten, reine Zeitverschwendung sei. Solche Aufgaben könnten ohne weiteres an die Mitarbeiter delegiert werden, die diese Patienteninitiative ohnehin betreuen.

An diesem Beispiel zeigt sich die für das High-Point-Programm typische Zuwendungsarbeit und Detailbeobachtung. Jerome Robbins, einer der besten Choreographen und Tanzlehrer soll auf die Frage nach dem Geheimnis seines Erfolgs bei der Einstudierung seiner komplizierten Ballettchoreographie geantwortet haben: „Es gibt keine bedeutungslosen Details."

Eben diese Orientierung ist in High Point ein wesentliches Element im Konzept der professionellen und nichtprofessionellen Mitarbeiter von therapeutischer Rolle und Arbeit.

Informationsarbeit

Informationsarbeit bedeutet Beschaffung und Weitergabe von Information. Information aus erster Hand erhält man durch direkte Beobachtung oder durch die Mitteilung anderer. Die Information kann Alltagsereignisse, Aspekte des Kliniksystems oder den Krankheitsverlauf der Patienten, d. h. ihre Fortschritte, ihre Besserung oder ihre Rückschläge betreffen. Die oben beschriebene Zuwendungsarbeit hängt eng mit der Informationsarbeit zusammen und geht dieser oft voraus.

Die Informationsarbeit in der High-Point-Klinik wird erleichtert durch die relativ kleine Patientenzahl (weniger als 42) und durch die Beschaffenheit der räumlichen Umgebung. Wie schon erwähnt spielt sich das Programm fast ausschließlich in einem Gebäude ab, und die Räumlichkeiten für Patienten und Personal sind größtenteils nicht voneinander getrennt, sondern gehen ineinander über. Einige Räume werden von Patienten und Mitarbeitern gemeinsam benutzt.

Jeder Patient führt zweimal am Tag ein Gespräch mit einem der Ärzte, die gewöhnlich vorher von den Schwestern über das allgemeine Verhalten und den medizinischen und psychologischen Status des Betreffenden unterrichtet werden.

Die Klinikmitarbeiter treffen sich 8 Stunden in der Woche, um über jeden Patienten Informationen auszutauschen und einzelne Fälle zu diskutieren. An diesen offiziellen Treffen nehmen die Ärzte, die Schwestern und Pfleger, die Sozialarbeiter und die Freizeitbetreuer teil.

Darüber hinaus hat es sich in der High-Point-Klinik eingebürgert, daß bei inoffiziellen Gesprächen, meist in der Mittagszeit, ausführlich über bestimmte Patienten gesprochen wird. Fachpersonal und Hilfspersonal nehmen ihre Mahlzeiten im gleichen Speisesaal ein, und Diskussionsbeiträge zu Patientenfragen werden von allen Anwesenden begrüßt. Daß die Mitarbeiter ihre Zeit auf diese Weise in den Dienst der Informationsarbeit stellen, läuft den Gepflogenheiten an anderen psychiatrischen Häusern zuwider, wo die Sitzordnung im Speisesaal den Status in der Klinikhierarchie wiedergibt und meist die Regel gilt, daß zu diesem Anlaß nicht über Geschäftliches gesprochen werden soll.

Informationsarbeit wird auch auf den Gängen und in den Gemeinschaftsräumen der Klinik geleistet, wo die Mitarbeiter mehrmals am Tag aufeinandertreffen.

Gralnick hält die Informationsarbeit für ein wesentliches Element im Aufgabenspektrum des High-Point-Klinikpersonals:

„Zu unserer Auffassung von Teamarbeit gehört, daß jeder so umfassend wie möglich über den Krankheitsverlauf der Patienten informiert ist und diese Informationen seinerseits bei offiziellen und inoffiziellen Zusammenkünften an das Team weitergibt. Versteht man sich wirklich als Mitglied des Teams und will einen echten Beitrag zur Teamarbeit liefern, muß man über den Alltag des Patienten in der Klinik Bescheid wissen. Über therapeutische Zweierbeziehungen hinaus macht das Therapieteam zweimal täglich die Runde, bringt 8 Stunden pro Woche in interdisziplinären Mitarbeiterkonferenzen zu, verrichtet Nachtdienste, ist an den Patientenkomitees beteiligt, beobachtet das Verhalten der Patienten und bezieht, persönlich und telephonisch, auch die Familie des Patienten mit ein. Politische Entscheidungen trifft der Medizinische Direktor zusammen mit den klinischen Mitarbeitern, selbst wo es sich um Verwaltungsangelegenheiten handelt...“

„Alle Beteiligten, gleich welcher Fachrichtung, müssen letztlich anerkennen, wie wichtig es ist, daß auf diesen Personalkonferenzen über einen Patienten alles Wesentliche mitgeteilt wird. Es sollte nichts zurückgehalten werden und auch keine privaten Vertrauenspakte mit Patienten geben. Die Patienten wissen darum und akzeptieren es als eine spezielle Eigenheit und als besonderen Wert der High-Point-Klinik. Auf diese Weise wird der Patient gewissermaßen ein aktives Mitglied in einem größeren Team. Sofern das geschieht, wird der Patient gesund. Wenn weder wir noch er selbst dazu verhelfen können, bleibt er am Rande, und eine Besserung ist nicht zu erwarten. Je mehr Kontakt jemand mit einem Patienten hat, um so mehr Beobachtungen kann er den anderen Teammitgliedern mitteilen.“

Aus diesen Kommentaren geht klar hervor, daß auch die Patienten zur Informationsarbeit gehalten sind. Man erwartet, daß sie die ihnen verfügbaren Informationen weitergeben. So wie der Informationsaustausch unter den Mitarbeitern den Vorrang über den weithin akzeptierten Wert der Vertraulichkeit genießt, erwartet man von den Patienten, daß sie Informationen weitergeben, auch wenn ein solches Verhalten von den anderen Patienten als Treulosigkeit empfunden wird.

Mitgliedschaft

Vom Fachpersonal in der High-Point-Klinik wird erwartet, daß es „sein Selbstbild, die Aura des eigenen Fachs und sein fachspezifisches Vorgehen“ teilweise aufgibt. Behandlungsstrategien und -entscheidungen eines Teammitglieds (Ärzte, Schwestern etc.) werden von allen anderen Mitgliedern im Team geprüft und u. U. modifiziert. Manchen fällt es sehr schwer, bei der Ausübung ihrer beruflichen Tätigkeit auf die gewohnte Autonomie zu verzichten. Das gelingt meist nur dann, wenn sich der neue Mitarbeiter mit dem Behandlungsteam und mit der ganzen Organisation samt ihren Werten zu identifizieren beginnt. Vor allem für die Spezialisten ist es zunächst schwierig, in erster Linie als Mitglied eines Teams zu wirken denn in ihrer üblichen unabhängigen Rolle, und manche gewöhnen sich nie ganz daran.

Das Bemühen um eine solche Mitgliedschaft (und darum, daß andere sie erreichen) kann als zur Arbeit des High-Point-Personals gehörend gesehen werden. In den meisten Institutionen sind die Regeln und Erwartungen klar definiert. Doch nur selten (z. B. bei religiösen Gruppen) ist das Erreichen der Mitgliedschaft selbst ein organisatorisches Ziel. Interessanterweise hängt eine Verhaltensänderung, sei es nun des Therapeuten oder des Patienten, weitgehend vom Erfolg des gesamten Prozesses ab – wie Harley Shands ausführt:

„Der Neuling wird als Mitglied des Spezialistenteams akzeptiert und langsam in das Team integriert, wenn er dessen Modus, Behandlungstechniken und Wertvorstellungen annimmt und übernimmt. Umgekehrt muß das Team es zulassen, seinerseits von dem neuen Mitglied beeinflußt oder sogar instruiert zu werden. Daß dies tatsächlich so ist, muß von den erfahreneren Mitgliedern hinreichend demonstriert werden. Das wiederum stärkt in dem neuen Mitglied den Glauben, respektiert und akzeptiert zu werden. Ein Gefühl der Zugehörigkeit ist die Folge. Dieser Prozeß führt allmählich zur gegenseitigen Anerkennung und gegenseitigem Vertrauen, bis man schließlich die Verantwortung gemeinsam trägt. Wer von den Ärzten oder Schwestern hinsichtlich der an der Klinik gültigen Behandlungsmethoden, Ziele oder Werte Vorbehalte hat, wird nie voll in seiner Mitgliedschaft aufgehen. Ein solches Mitglied bleibt immer etwas im Abseits. Steht es zu weit am Rand, wird ihm schließlich keine Anerkennung mehr zuteil. Der Grad der Abweichung bei den einzelnen Mitgliedern ist genauso wichtig wie die Toleranz des restlichen Teams gegenüber diesem Anderssein. Wenn ein Neuling den beruflichen Kriterien des Teams nicht genügt, wird seine Anerkennung als Mitglied ebenfalls darunter leiden. Das gleiche gilt für die Wertvorstellungen des neuen Mitglieds. Solange ein Neuer nicht die „Mitgliedschaft" in der vollen Bedeutung des Wortes erwirbt, werden seine Meinungen und Therapieempfehlungen vor dem Team nicht das Gewicht haben, das ihnen zukommt ... Der neue Mitarbeiter, der sich um eine Aufnahme ins Team bemüht, muß sich darüber im klaren sein, daß die erste und wesentlichste Aufgabe im Erreichen dieser „Mitgliedschaft" und nicht im Eindruckschinden durch besondere Fähigkeiten besteht. Umgekehrt muß das Team als Priorität anerkennen, dem neuen Mitarbeiter beim Erwerb der „Mitgliedschaft" behilflich zu sein."[2]

Vertrauensarbeit

Vertrauen ist eine wesentliche Voraussetzung jeglicher ärztlichen und heilenden Tätigkeit. Und besonders wichtig ist es für Menschen, die immer wieder unglückliche Begegnungen mit gleichgültigen oder gar falschen Zeitgenossen hatten, nicht zuletzt auch mit gleichgültigen Ärzten. Jemandes Vertrauen zu erwerben kann eine sehr schwierige Aufgabe sein. Diese wird noch erschwert, wenn das therapeutische Programm vom Patienten bis zu einem gewissen Grad eine Deprivation und Frustration seiner Wünsche verlangt, die er aber als willkürlich oder gar strafend empfindet.

Bei seiner therapeutischen Arbeit wird der Arzt dem Patienten unvermeidlich Schmerz zufügen, doch bestehen – wie Anselm Strauss dokumentiert hat[3] – implizite Vereinbarungen, die dem Patienten versichern, daß alles, was notwendig ist, „möglichst schnell und schmerzlos" getan wird. Der Patient muß davon ausgehen, daß der Arzt auf seiner Seite ist, ihn keinesfalls hintergeht und sich um sein Wohlergehen sorgt. Anselm Strauss zieht aus seinen Beobachtungen bei der Behandlung körperlich kranker Patienten in verschiedenen Kliniken den Schluß, Vertrauensbildung sei ein so wichtiger Prozeß, daß die Patienten sich beklagten oder buchstäblich der Klinik den Rücken kehrten, wenn diese schwierige Aufgabe vernachlässigt oder verpfuscht werde.

In der Tat ist die Arbeit, die bei psychisch zerbrechlichen und beeinträchtigten Patienten zur Entwicklung von Vertrauen in andere Menschen und besonders in die Mitglieder des Behandlungsteams erforderlich ist, sehr schwierig. Die Vorsicht dieser Patienten im Umgang mit anderen, ihr Mißtrauen gegen sich selbst und gegen die Mitmenschen kann sich leicht verstärken, und sie können sich von sozialen Interaktionen sogar noch weiter abwenden, wenn ihr langsam wachsendes Vertrauen einmal enttäuscht wird.

Ebenso schwierig wie die Vertrauensarbeit selbst ist es, zu beschreiben, wie sie – erfolgreich – zu bewerkstelligen ist.

Guter Glaube

Der Nachdruck, den das Programm auf Ehrlichkeit und Unbeirrbarkeit legt und auf die Bereitschaft, eingegangene Verpflichtungen auch einzuhalten, hängt mit Vertrauensarbeit zusammen. Werden Widersprüche und Unstimmigkeiten in den Behandlungsgrundsätzen oder hinsichtlich der den Patienten gegebenen Zusicherungen und Versprechen festgestellt, so kommt es zu einer eingehenden Untersuchung, und das Ergebnis der Untersuchung wird den betreffenden Patienten mitgeteilt.

Als Beispiel sei ein Vorfall erwähnt, der sich während unserer Studie der High-Point-Klinik begab. Das Komitee für Unterhaltung hatte mit dem Küchenpersonal vereinbart, daß zu Silvester eine Pizza als Mitternachtssnack serviert werden sollte. Zu Silvester war das Küchenpersonal jedoch mit der Vorbereitung von Vorspeisen beschäftigt und fragte bei den diensthabenden Schwestern nach, ob die Pizza unbedingt nötig sei. Die gefragte Schwester, nicht genügend vertraut mit den Gepflogenheiten des Hauses, stimmte zu, die Pizza abzusagen. Die Patienten waren enttäuscht und fassungslos, daß ein Versprechen nicht eingehalten wurde. Auf die Beschwerde der Patienten hin (– daß die Patienten dieser Sache nachgingen, läßt erkennen, wie groß ihr Vertrauen in die Klinik ist –) wurden die Vorgänge im einzelnen untersucht, bis alle Tatsachen bekannt waren. Die Klinikpolitik in Hinblick auf die Bekanntmachung von Komitee-Entscheidungen und die Einhaltung eingegangener Verpflichtungen wurde mit allen Beteiligten diskutiert. Es wurde für einen späteren Zeitpunkt, der von den Patienten selbst festgelegt werden sollte, ein Ersatzpizzaessen zugesichert.

Dieser an sich unbedeutende Vorfall läßt erkennen, welchen Wert das Programm der Bildung und Erhaltung des Patientenvertrauens beimißt. Bei der Rekrutierung von Personal versucht die High-Point-Klinik möglichst solche Bewerber auszuwählen, welche die Bedeutung der Vertrauensarbeit voll erkennen und in ihrem Umgang mit den Patienten (und den Kollegen) tatsächlich auch vertrauenswürdig sind.

Kompetenzarbeit

Die Fähigkeit, mit anderen Menschen in Beziehung zu treten, zu interagieren und zu arbeiten, ist für jedermann wichtig, und ganz besonders für die, welche psychisch behindert sind. Die Verbesserung der sozialen, interaktionalen und instrumentellen Kompetenz macht eine wesentliche Komponente des High-Point-Behandlungsprogramms aus. Dieses Ziel ist ohne Frage vielen therapeutischen Gemeinschaften und psychiatrischen Behandlungssituationen gemein. Die zu diesem Zweck eingesetzten Strategien sind in High Point aber doch etwas anders geartet und suchen vielleicht ihresgleichen.

Eine Form per se

In den meisten Behandlungssituationen gilt die Voraussetzung, daß sich die soziale und die Arbeitskompetenz des Patienten wiederherstellen oder verbessern lassen, wenn die für den Patienten gewählte Behandlungsform (Psychotherapie etc.) auch wirksam ist. Dagegen wird in High Point die Kompetenzarbeit selbst als Therapieform verstanden und stellt mithin eine Form therapeutischer Arbeit dar, die alle anderen applizierten Behandlungsformen ergänzt.

Alle Aspekte des Programms werden ständig einer Revision unterzogen, und zwar im Sinne kompetenzbildender Eigenschaften. Man erwartet von den Mitarbeitern, daß sie alle zwischenmenschlichen Kontakte und Aktivitäten zur Kompetenzarbeit nutzen. Im Vordergrund steht das Bemühen, „dem Patienten das beizubringen, was die Alltagssituation von ihm verlangt."

Wenn Patienten Mitglied eines Komitees werden, bekommen sie in zunehmendem Maße Verantwortung für bestimmte Aufgaben übertragen und erhalten so „eine Chance, zu lernen, wie man mit dieser Art Belastung umgeht". Die Mitwirkung der Mitarbeiter an einem Patientenkomitee bedeutet, daß sie Richtlinien aufzeigen und Anweisungen erteilen, wie spezifische Aufgaben anzugehen sind.

Künstlerische und kunsthandwerkliche sowie Erholungs- und Unterhaltungstätigkeiten sind nur insofern wichtig, als sie die Möglichkeiten für normale soziale Interaktionen unter den Patienten erweitern und Gelegenheit bieten, Fertigkeiten zu erwerben, die auf andere Kooperationssituationen (Planen, Organisieren, Zuweisen von Aufgaben, ein Projekt durchziehen, Verantwortung übernehmen und Einhalten des jeweils gegebenen zeitlichen Rahmens) übertragbar sind. Kompetenzarbeit, wohlgemerkt, bereitet den Boden für das Deuterolernen – das Lernen, wie etwas gelernt wird (vgl. den Abschnitt über Deuterolernen).

Die einem bestimmten Patienten zugewiesenen Aufgaben werden im Laufe der Monate immer komplizierter. So arbeiteten beispielsweise im letzten Jahr die Patienten zunächst an ihren eigenen Plastiken für eine Ausstellung und gingen dann dazu über, in einer Gruppe von insgesamt 25 Patienten gemeinsam eine recht aufwendige Talentshow auf die Beine zu stellen, für die solche Aufgaben wie Kostümentwürfe und Bühnenbild, das Vorbereiten und Vorspielen tragischer oder lustiger Sketche, das Aufführen von musikalischen und von Sing-und-Tanz-Nummern zu erfüllen waren.

Nicht alle Mitarbeiter sind für die Kompetenzarbeit gleich geeignet und ausgebildet. So gehört es gewöhnlich nicht zur Ausbildung junger Psychiater oder anderer Fachkräfte im Bereich seelischer Gesundheit, den Patienten beizubringen, wie man eine monatlich erscheinende Zeitschrift publiziert. Wenn diese Aufgabe auch nicht besonders schwer ist, so muß die Fähigkeit, die dazugehörigen Voraussetzungen – in ihren sozialen und instrumentellen Aspekten – den Patienten klar zu machen, doch erst von betreffenden Mitarbeitern entwickelt werden. Kompetenzarbeit ist in High Point eine Form ernster therapeutischer Tätigkeit.

6 Der therapeutische Fortschritt des Patienten

Therapieverfahren

In High Point sind die spezifischen Behandlungsverfahren und ihre Ergebnisse von den weiterreichenden, globalen Wirkungen des Umfelds, wie sie durch den Gesamtprozeß zustandekommen, zu unterscheiden. So wie jede Kommunikation sowohl einen spezifischen Inhalt hat, als auch zugleich ein Behältnis für zwischenmenschliche Aktionen abgibt, huldigt die Klinik einerseits bestimmten spezifischen Therapieformen, während sie andererseits die Patienten mit der ihr eigenen besonderen Atmosphäre umgibt. An dieser Stelle beschreiben wir kurz die wesentlichen therapeutischen Aktivitäten (Psychotherapie, Gruppentherapie, Pharmakotherapie) und etwas eingehender die situativen Anpassungen und die Rollenlernvorgänge, die stattfinden, wenn die Patienten die Entwicklungsstufen durchlaufen, denen vier abgestufte Gruppen entsprechen. Diese machen auch die Struktur der Klinik aus.

Jeder Patient trifft sich dreimal in der Woche mit seinem persönlichen Therapeuten zu einer „individuellen Psychotherapie". Darunter ist eine Therapie vom modifizierten psychoanalytischen Typ zu verstehen, bei welcher die psychische Unterstützung und der Blick auf die Erfahrungen in der Kliniksituation im Vordergrund stehen. Die Psychotherapie wird nur von vollzeitbeschäftigten Mitarbeitern, die alle Psychiater sind, durchgeführt. Der medizinische Direktor steht in einem Vollzeitarbeitsverhältnis, doch als höchster ärztlicher und Verwaltungsbeamter arbeitet er nicht direkt mit den Patienten. Die Psychiater nehmen wie die Patienten an den Klinikaktivitäten teil, z. B. an den Komitees samt deren sozialer Verantwortung, die einen Teil der formalen Aktivitätsstruktur ausmachen. Sie sind so in der Lage, ihre Patienten über die Arzt-Patient-Beziehung hinaus in verschiedenen sozialen Situationen zu beobachten. Zudem erhalten die Therapeuten über offizielle und inoffizielle Kanäle von den nichtmedizinischen Mitarbeitern an der Klinik umfangreiche Informationen über ihre Patienten.

Alle Patienten nehmen bei einem der 5 behandelnden Ärzte an Gruppentherapiesitzungen teil. Das Hauptgewicht der Gruppentherapie liegt auf den Ereignissen des Klinikalltags statt auf der Vergangenheit der Patienten vor ihrer Aufnahme in die Klinik.

Daß die Psychiater in High Point die Gelegenheit haben, eine etwaige situationsbedingte Variabilität im Verhalten ihrer Patienten festzustellen, ist ein ziemlich einmaliger Vorteil. Die Psychotherapeuten in High Point laufen kaum Gefahr, infolge Beschränkung auf eine einzige Datenquelle vom Verhalten des Patienten während der Sprechstunde auf sein Verhalten in einem größeren Rahmen schließen zu müssen. Sie haben die Möglichkeit, jede ihrer Verallgemeinerungen anhand aktueller Beobachtungen in einer entsprechenden Alltagssituation zu überprüfen. Auf diese Weise können sie auch den Erfolg ihrer Bemühungen unmittelbar erleben und die Fortschritte oder auch Rückschritte der einzelnen Patienten feststellen.

Wenn indiziert, bekommen die Patienten auch Neuroleptika. Das ist bei den meisten der Fall. Es wird beträchtliche Anstrengung darauf verwandt, das Nutzen-Risiko-Verhältnis bei der Verabreichung von Neuroleptika zu maximieren, insbesondere achtet das Personal auf Nebenwirkungen und ist jederzeit bereit, Art oder Dosierung des Neuroleptikums zu wechseln. Es ist an der Klinik üblich, bei schweren Therapieproblemen Neuroleptika zu verschreiben. Die Ärzte rechtfertigen den Einsatz von Neuroleptika mit dem Argument, er sei zum Schutz des Patienten erforderlich, sehen darin aber auch ein bewährtes Mittel, die Belastung für das Personal durch schwierige und unangenehme Patienten etwas abzumildern. Freilich wirft die „unspezifische" Verwendung von Neuroleptika, die wahrscheinlich für die meisten psychiatrischen Institutionen typisch ist, ethische Fragen auf.

Während die Patienten mit ihrem Psychiater also in einem intensiven Kontakt stehen, werden sie in der Klinik zu zunehmend komplizierteren sozialen Aktivitäten herangezogen. Es stellt sich die Frage, ob diese Aktivitäten primär einen geeigneten Rahmen abgeben, in dem eine Therapie die größte Wirkung entfalten kann, oder ob das Umfeld – als Struktur und als Prozeß genommen – an sich schon die wesentliche Therapieform darstellt.

Plazierung der Patienten

Die Patienten sind in 4 Gruppen eingeteilt (Gruppe I, Nachfolgegruppe I, Gruppe II und Gruppe III). Diese Organisation des Klinikablaufs für die Patienten ist eine der Neuerungen, die das High-Point-Programm zu bieten hat. Jede dieser Gruppen stellt ein Satellitensystem dar, in welches die Patienten plaziert werden und das die Fähigkeit zu bestimmten Verhaltensweisen und eine gewisse emotionale Sensibilität voraussetzt. Die Plazierung der Patienten in die einzelnen Gruppen wird vom Betreuerteam vorgenommen, wobei der Druck und die Belastung von der ersten bis zur letzten Gruppe immer größer wird. So wächst die Verantwortung, die man den Patienten gegenüber dem größeren sozialen System zumutet. Bei diesem Prozeß zunehmender Mitwirkung und Verantwortlichkeit wird die Art und Weise, in der die Patienten sich auf ihre Umwelt beziehen, geprüft, bewertet, verändert, und auf funktionellere Beziehungsweisen hingearbeitet.

Neue Patienten beginnen ihren Aufenthalt in der High-Point-Klinik in Gruppe I, was bedeutet, daß sie kürzer oder länger (aber selten über 3 Wochen) in der geschlossenen Abteilung untergebracht sind. Manche Patienten erleben diese Zeit als schwere Deprivation, als „Strafe" oder als Verletzung ihres Rechts auf Freiheit. Andere wiederum begrüßen diesen vorübergehenden Rückzug aus der Verantwortlichkeit und das Gefühl der Sicherheit, die mit dieser Situation gegeben sind.

Beschreibung der Patientengruppen

Im folgenden finden sich eine Darstellung der Kriterien für die Zuweisung der Patienten zu einer der 4 Gruppen in den Worten professioneller Mitarbeiter und eine Beschreibung der Bedingungen für das Vorrücken der Patienten von einer Gruppe zur nächsten.

Diese Beschreibung stützt sich auf direkte Zitate aus Interviews mit den Mitarbeitern. Da die Auffassung der einzelnen Mitarbeiter zum Zuweisungsprozeß ziemlich ähnlich ist, habe ich verschiedene Zitate zusammengefaßt, ohne sie den betreffenden Mitarbeitern zuzuordnen. Man sollte freilich daran denken, daß die Beschreibung der logischen Grundlagen und auch des Prozesses selbst aus der Sichtweise und in der Sprache der Mitarbeiter erfolgt.

„Gruppe I ist in erster Linie für die Patienten gedacht, welche sehr leicht die Kontrolle verlieren, ein großes Maß an Beobachtung seitens der Schwestern brauchen und eine lockere Struktur zu akzeptieren nicht imstande sind – also für den suizidgefährdeten Patienten, für den gewalttätigen Patienten und für den Patienten, der durch zuviel Aktivität womöglich überstimuliert wird und immer noch eine Form von Isolierung braucht. Die Patienten in dieser Gruppe sind behütet und beschützt. Sie sind nicht gezwungen, irendwelche Entscheidungen zu treffen.

Die Patienten der Gruppe I nehmen ihre Mahlzeiten in der 2. Etage ein. Im Speisesaal zu essen ist ein bedeutendes und begehrtes Privileg. Anorektische Patienten, deren Essensverhalten streng beobachtet wird, essen ebenfalls in der 2. Etage, ohne jedoch unbedingt der Gruppe I anzugehören.

Patienten der Gruppe I dürfen das Gebäude nur in Begleitung einer dafür zuständigen Schwester verlassen. Wenn das Wetter schön ist, erhalten sie dazu die Erlaubnis, stehen aber bei ihrem Spaziergang unter ständiger Aufsicht.

Die Patienten in dieser Gruppe dürfen erst nach einigen Wochen Besuche empfangen. Die Plazierung in Gruppe I ist keine Strafe, sondern geschieht zum Schutz der Patienten. Freilich sehen es die Patienten manchmal als Strafe; mitunter wollen sie aus freien Stücken in diese Gruppe, gerade wenn sie sich sehr unsicher fühlen. Erst vor kurzem baten 2 Patienten ausdrücklich darum, weil sie Angst hatten, die Kontrolle über sich zu verlieren.

Die Patienten kommen nicht für eine bestimmte Zeit in die Gruppe I, sondern nur so lange, bis wir sicher sind, daß sie nicht ausreißen. Auf den Mitarbeitertreffen stellt sich immer wieder die Frage: Können wir dessen sicher sein? Dürfen wir sie nach draußen gehen lassen?

Die Patienten der Gruppe I haben durchaus Kontakt mit Patienten aus den anderen Gruppen. Wir lassen Patienten der Gruppe III aus dem Bibliothekskomitee, dem Freizeitkomitee und dem Komitee für Kunst und Kunsthandwerk in die 2. Etage, um mit den Patienten dort zu arbeiten oder um sie beispielsweise durch Musikabende zu unterhalten. Aber alles spielt sich unter strenger Aufsicht ab, und wenn es jemandem zu viel wird, kann er sofort aus der Gruppe herausgenommen und in sein Zimmer gebracht werden.

Gewöhnlich sind die meisten Patienten der Gruppe I ganz erpicht darauf, in die Gruppe II aufzurücken. Mitunter fehlt ihnen die Einsicht, daß sie dazu noch gar nicht fähig sind.

Nach Gruppe I kommen die Patienten zunächst in die Nachfolgegruppe I. Hier haben sie zwar noch keinen Anspruch auf den Speisesaal, aber immerhin das Privileg, an den Kunst- und Kunsthandwerkskursen teilzunehmen, nach draußen zu gehen und den Spielsaal zu benutzen, kurz: all das zu tun, was Gruppe II tut, bis eben auf die Benutzung des Speisesaals. Was Entscheidungen angeht, so sind unsere Erwartungen an diese Patienten nicht allzu hoch, doch werden ihnen kleinere Entscheidungen durchaus abverlangt, beispielsweise: An welche künstlerischen oder kunsthandwerklichen Projekten möchten Sie arbeiten? Was würden Sie gerne tun, wenn Sie draußen sein könnten? Soweit Patienten zu solchen Entscheidungen nicht fähig sind, macht es deutlich, daß sie für die Aufnahme in die nächste Gruppe noch nicht geeignet sind. Also hilft man ihnen dabei. Es wird ihnen mehr Verantwortung übertragen, was die Instandhaltung ihres Zimmers, was ihre Kleidung und was ihre persönliche Hygiene betrifft. Es ist ein ganz allmählicher Prozeß.

Als nächstes rücken die Patienten in die Gruppe II vor und kommen damit in den Genuß des Speisesaals. Hier erwarten wir gutes Benehmen bei Tisch und daß die Mitpatienten nicht gestört werden, ferner daß der betreffende Patient in der Lage ist zu warten, bis er bedient wird. In dieser Gruppe muß jeder Patient imstande sein, Wünsche zu äußeren und Entscheidungen zu treffen. Die Erwartungen, die an den Patienten gestellt sind, werden ihm auf jeder Stufe von Ärzten und Schwestern eindringlich und vielfach vor Augen geführt.

Die Patienten der Gruppe II haben das Recht, von 7 bis 9 Uhr abends nach unten zu gehen. Sie dürfen selbst wählen, was sie am Abend tun, und sie bestimmen mit, welches Fernsehprogramm eingestellt wird. Ihr Verantwortungsbereich wird wiederum etwas erweitert. Sie dürfen jetzt bei der Zubereitung der Snacks mithelfen und tun das zusammen mit ihrem Spieltherapeuten. Außerdem haben sie den Anspruch, bei der Planung der Aktivitäten mitzuwirken. Wir erwarten von den Patienten während dieser Zeit ein angemessenes Betragen und Rücksichtnahme auf andere, ferner daß sie nicht rüpelhaft sind und sich auch nicht gegenseitig ärgern. Es handelt sich um eine soziale Situation, so als ob die Patienten ausgingen. Sie laden aus den Nachbargemeinden Unterhaltungskünstler ein, und wir erwarten natürlich, daß sie sich zu solchen Anlässen gut benehmen – wozu die Patienten der Gruppe I gar nicht fähig wären, zumindest nicht über längere Zeit. Die Patienten in der Gruppe II genießen auch das Privileg, freitags und samstags bis 23 Uhr auf-

bleiben zu können, so daß sie noch mehr Zeit auf soziale Beziehungen verwenden
können.

Schließlich kommen die Patienten in die Gruppe III. Diese Stufe ist fast schon
gleichbedeutend mit unabhängiger Lebensführung. Die Gruppenteilnehmer sind
hier in Ein- und Zweibettzimmern untergebracht. Die Türen werden grundsätzlich
nicht verschlossen. Die Patienten sind voll und ganz dafür verantwortlich, daß ihre
Zimmer sauber und ordentlich sind. Sie werden ausdrücklich auf diese Verantwortung hingewiesen. Weitere Verantwortung übernehmen sie als Mitglieder eines
oder mehrerer Komitees, wie etwa des Komitees für Kunst- und Kunsthandwerk,
für Unterhaltung, für die Bibliothek bzw. die Zeitung und für die Sicherheit im
Haus, wobei das letztere dafür zuständig ist, daß alles im Haus seinen geregelten
Gang geht. Die Komiteearbeit wird sehr ernst genommen. Es wird vorausgesetzt,
daß sich die Patienten unter der Woche auch allein zusammenfinden, ohne Beaufsichtigung durch einen Mitarbeiter. Auch hier können sie wieder mehr von der Art
Verantwortung übernehmen, die sie draußen erwartet. Auf dieser Stufe werden die
Patienten aufgefordert, eine Schule zu besuchen, Collegekurse zu belegen oder
auf Arbeitssuche zu gehen, um sich für die Entlassung aus der Klinik vorzuberei-
ten. In dieser Vorbereitungszeit wird ihnen auch bereits ein Ausweis zugestanden.
Gegenwärtig ist ungefähr die Hälfte aller Patienten in Gruppe III."

Von dem Moment an, wo der Patient in einem Komitee aktiv wird und auf diese
Weise die Struktur seiner sozialen Organisation zu spüren bekommt, beginnt ein
Prozeß, der schließlich auf direktem Weg seine „Graduierung" bringt.

Das Durchlaufen der Gruppen

Wie man von einer Gruppe in die nächste gelangt, wird von den Mitarbeitern eindeutig dargelegt. Die Übergangspunkte sind durch spezifische Rituale gekennzeichnet. Die Gründe für eine „Zurückstufung" in eine niedrigere Gruppe sind
ebenfalls bekannt. Es kommt immer wieder vor, daß ein Patient die größere Verantwortung und die sozialen Veränderungen nicht bewältigen kann, die mit dem
Vorrücken in die höhere Gruppe gegeben sind. Er wird dann eine Zeitlang zurück-
gestuft.

Alles in allem stellt dieser Prozeß ein Modell dar, wie in der realen Welt ver-
antwortungsvoller gehandelt werden könnte, auch wenn er in einer behüteten Welt
abläuft. Es geht hier nicht so sehr darum, daß die Patienten im einzelnen lernen,
wie sie zurechtkommen und es soweit bringen, das High-Point-Programm abzu-
schließen, sondern daß sie etwas darüber erfahren, wie man überhaupt lernt. So
stellt diese Reihe abgestufter Gruppen einen Deuterolernkontext dar, der sich auf
die Außenwelt im weiteren Sinne anwenden läßt. Das Problem, wie man der therapeutischen Situation Allgemeingültigkeit verleihen kann, wird hier so angegan-
gen, daß das Hauptgewicht auf dem Lernprozeß selbst liegt und darauf, wie die
dabei anfallenden neuen Regeln und komplexen Erfahrungen zu assimilieren sind.

Der Patient bekommt eine Methode mit auf den Weg, die ihm bei jeder Art von Problem eine Lösungshilfe ist, und dazu eine Struktur, in die er alles Neue einordnen kann.

Die Positionen in der Hierarchie der therapeutischen Gemeinschaft werden nach universellen Kriterien besetzt. Die Patienten fangen als Mitglieder der Gruppe I „ganz unten" an und müssen dort ihre Lernfähigkeit unter Beweis stellen. Die Maßstäbe, nach denen sich der Aufstieg in dem System vollzieht, sind für alle gleich. Jeder neue Patient wird darüber aufgeklärt, wie er diesen Aufstieg innerhalb des Programms bewerkstelligen und schließlich auch „graduieren" kann. Das Durchlaufen des High-Point-Systems geschieht über eine Sequenz formal angelegter Stufen, wobei der Übergang von einer Stufe zur nächsten, wie schon erwähnt, jeweils mit einem bestimmten Gemeinschaftsritual deutlich gemacht wird. Diese Wegmarkierungen könnten an Bedeutsamkeit gewinnen, wenn man sie dramatischer gestaltete. Interaktionen unter Patienten und zwischen Patienten und Mitarbeitern sind häufig. Die Zahl der möglichen und sanktionierten Interaktionsformen ließe sich aber durchaus noch weiter erhöhen.

Patientenbeziehungen

Innerhalb des Patientenkollektivs und zwischen einzelnen Patienten kommt es zu bedeutsamen sozialen und kooperativen Beziehungen. Unlängst wohnte ich der Aufführung eines Theaterstücks und eines anschließenden Tanzes bei. Das Publikum war lebhaft und unbekümmert. Es wurde Punch serviert, die Musik war laut und lud zum Tanzen ein. In verschiedenen Ecken hatten sich Freundesgruppen zusammengefunden. Die Gespräche mit den Patienten und der Patienten untereinander waren ehrlich und persönlich. Man war bereit, seine Klinikerfahrungen gegenseitig auszutauschen.

Bei einer vom Unterhaltungskomitee durchgeführten Veranstaltung war fast ein Drittel aller Klinikpatienten an der Organisation, Vorbereitung oder Präsentation beteiligt. Während der Planung und Inszenierung einer ziemlich aufwendigen Show, mit Kostümen, Musik, Tanz, einer Lyriklesung, einem Lustspiel und dramatischen Parodien, nahmen die Patienten mit der Unterstützung des Personals an einer ausgedehnten und beachtenswerten Veranstaltung teil, bei der es auf Sensibilität, Koordination und Kooperation ankam.

Es gab drei Aufführungen, jeweils für ein anderes Publikum (Mitarbeiter, Eltern, Gemeinschaft). Nach der letzten schienen die Patienten ein echtes Verlustgefühl zu empfinden.

Die Kliniknormen hinsichtlich der sozialen Beziehungen unter Patienten sind allerdings unklarer, als sie es sein müßten. Während einerseits die Selbstdarstellung und der Umgang mit anderen Patienten im Rahmen spezifischer Unternehmungen und Ereignisse gefördert werden, wird andererseits von einem engen Kontakt mit anderen Patienten innerhalb der Klinik und auch nach der Entlassung abgeraten. Freilich dauern Beziehungen zwischen Patienten auch nach dem Klinikaufenthalt oftmals noch an. Wie könnte es auch anders sein! Immerhin erleben viele Patienten in der Klinik ihre erfüllendsten Beziehungen, eingebettet in spezifische Aktivitäten und mit der Unterstützung der Mitarbeiter.

Kontaktmöglichkeiten gibt es natürlich genügend (inoffizielle Patientendiskussionen, kooperative Arbeitsgruppen, Freizeitbeschäftigungen, Therapie), doch dabei sind die Grenzen immer noch eng gesteckt, und die Initiative geht oft von Mitarbeitern aus.

Die Patienten suchen bei ihren Komiteesitzungen noch häufig die Anweisungen von Mitarbeitern, selbst wenn Patienten als Leiter oder als Protokollführer fungieren. Einige dieser Meetings laufen nach einem bestimmten Schema ab, unter der Leitung des für das betreffende Komitee als Berater zuständigen Klinikmitarbeiters. Um die Interaktionsfähigkeit der Mitglieder tatsächlich zu verbessern, müssen ihnen mehr Gelegenheiten geboten werden, ein breiteres Spektrum an eigenständigen Verhaltensweisen zu üben.

Im Normalfall dauert die Teilnahme am High-Point-Programm ihre Zeit. Man muß deshalb einen ausreichenden Zeitraum veranschlagen, damit eine günstige Wirkung des Programms auch zum Tragen kommen kann. Im Durchschnitt verbringen die Patienten mindestens 6 Monate in der Klinik, manche beträchtlich länger. Auf diese Weise kann es zu sinnvollen Beziehungen mit den Ärzten und zur Entwicklung eines starken sozialen Systems unter den Patienten kommen. Auch die Entfaltung neuer Verhaltensmuster braucht ihre Zeit, ebenso wie die Konsolidierung eines geänderten Selbstwertgefühls.

Frühere Patienten als Ressourcen

Wie bereits ausgeführt, ist dem High-Point-Programm an dauerhaften Beziehungen unter seinen „Graduierten" gelegen. Doch kommen einige immer wieder, um Mitarbeiter zu besuchen, um über ihre Fortschritte und Erfolge zu berichten, während andere die Klinikbehandlung mit einem der High-Point-Ärzte ambulant fortsetzen. Immerhin verdient die Idee Beachtung, rehabilitierte, frühere Patienten zugunsten der aktuellen Patienten in High Point, aber auch zu ihren eigenen Gunsten heranzuziehen.

Ihre offiziellen oder inoffiziellen Besuche in High Point (zur Diskussion ihrer Erfahrungen, Kämpfe und Erfolge) können den zu diesem Zeitpunkt hospitalisierten Patienten insofern nützlich sein, als diese dann einen lebenden Beweis für die Wirksamkeit des Klinikprogramms haben. Es kann aber auch dem Ex-Patienten nützen, weiterhin mit der Klinik in Verbindung zu stehen. Er erhält eine neue konkrete Bestätigung seiner Beziehung zu dem Ort und den Leuten, die ihm in schwereren Zeiten eine Hilfe waren. Darüber hinaus kann auch das Personal bis zu einem gewissen Grad Einsicht in die Langzeitwirksamkeit seiner Bemühungen gewinnen.

Nach Verlassen der Klinik könnten die Graduierten eine ständige Helferfunktion übernehmen und als Kollektiv einen ähnlichen Bezugsrahmen abgeben wie vordem die Familie des Patienten oder die Gemeinschaft, der er angehörte (eine Rolle, die im übrigen von beiden vielleicht nach wie vor ausgeübt wird). Die Förderung solcher Verbindungen und Hilfestellung bei der Entwicklung der dazu nötigen Strukturen ist *ein* Versuch, das im therapeutischen Milieu der High-Point-Klinik Gelernte auf andere Situationen anzuwenden.

7 Die räumliche Umgebung als Therapieform*

Einleitung

Während alle sich einig sind, daß die räumliche Umgebung, in der sich alles menschliche Handeln abspielt, mehr ist als nur eine passive Verpackung, wird ihre Bedeutung als ein Faktor im therapeutischen Umfeld und als theapeutische Form recht wenig verstanden.[1]

Die räumliche Umgebung beeinflußt das Verhalten[2], die sozialen Interaktionen[3] und das Selbstwertgefühl[4]. Zu den rein funktionellen, offenkundigen Aspekten eines Bauwerks kommen eine Reihe von subtileren, „versteckten" Botschaften. Ein Gebäude kommuniziert, es zeigt an, was man von seinen Benutzern erwartet, und es enthält Hinweise auf bestimmte Interaktionsmuster. Freilich können die Benutzer diese Botschaften i. allg. nicht artikulieren, aber sie sind dennoch davon betroffen.

Die räumliche Umgebung reflektiert die Einstellung der Institution zu ihren Patienten. Während diese sich allmählich an ihre Umgebung anpassen, internalisieren sie diese Umgebung[5], so daß sie als Ausdruck ihrer selbst gesehen wird.

Auf diese Weise beeinflussen der Charakter[6], die Individualität und die Annehmlichkeit[8] des persönlichen Bereichs[9] das Selbstwert- und Identitätsgefühl des Patienten. Das Fehlen einer Barriere zwischen Patienten und Mitarbeitern schafft ein Gefühl der Gruppenidentität, während die Lage solcher Barrieren die Grenzen dieser Gruppe bestimmt.[10] Die Anordnung der Räumlichkeiten für Patienten und der für Mitarbeiter zueinander und selbst die Bauweise der Korridore[11] können sich auf persönliche Beziehungen und auch auf Rollenbeziehungen[12] auswirken.

Der Charakter und der allgemeine Eindruck des Gebäudes lassen das soziale Modell erahnen, das dem Programm zugrunde liegt.[13] Die Bauart drückt eine gewollte Balance zwischen Individualität und Konformität aus.[14] Jedes Material hat seinen eigenen Charakter und seine besondere Beschaffenheit[15]; und die landschaftliche Gestaltung der Garten- und Parkanlagen mag manchem die Gelegenheit bieten, die eine oder andere seiner persönlichen Fertigkeiten zu verbessern und größere Veranwortung für sich selbst und andere zu übernehmen.

---

* Frau Suzanne H. Crowhurst-Lennard, Ph. D. hatte an der Abfassung dieses Kapitels wesentlichen Anteil.

Die Regeln, welche die Bewegungseinschränkung der Patienten im Gebäude betreffen[16], zielen ebenso wie die territorialen Belohnungen, welche den Zugang zu besonders attraktiven Plätzen und deren Nutzung einräumen, auf ein Gleichgewicht zwischen der Bewahrung der Patienten vor Schädigung ihrer selbst und anderer und dem Vertrauen in eine gewisse Verantwortlichkeit der Patienten sich selbst und anderen gegenüber.

Die zunehmende Bewegungsfreiheit, welche die Patienten während ihres Aufenthalts in einer psychiatrischen Klinik erfahren und die nach zunächst beträchtlichen Einschränkungen schließlich ein gehöriges Maß an Freiraum im Gebäude und in den Anlagen zuläßt, geht dem wachsenden Gefühl der Patienten für Verantwortung, Selbstkontrolle und Selbstwert parallel.

Die räumliche Umgebung einer psychiatrischen Einrichtung enthält also zahlreiche Fingerzeige und Hinweise auf die Einstellungen und Wertvorstellungen des Klinikpersonals und auf die Grundzüge des therapeutischen Programms überhaupt. Das erleichtert dem Patienten die Wegfindung zu einer neuen Erfahrung seiner selbst und der anderen, die er benötigt, um aus seiner früheren Erfahrungs- und Verhaltenswelt auszubrechen.

Analyse der Welt der High-Point-Klinik

Wenn kleine psychiatrische Kliniken auch in vielen räumlichen und strukturellen Merkmalen übereinstimmen, so weist die High-Point-Klinik doch einige ganz besondere Züge auf, die der Durchsetzung ihrer Programmziele sehr entgegenkommen.

Es spielt dabei kaum eine Rolle, ob diese besonderen Merkmale von Anfang an so geplant waren oder sich erst im Laufe der Zeit herauskristallisierten. Oft war es nur ein glücklicher Zufall, daß bestimmte Aspekte der vorhandenen räumlichen Umgebung sich vorteilhaft auf die Programmentwicklung auswirkten. Jedenfalls ist in High Point eine auffällige Kompatibilität zwischen den räumlichen Gegebenheiten und der Philosophie bzw. den Zielen des Programms festzustellen.

Eben weil solche Merkmale zufällig in den Alltagsbetrieb der Klinik miteingeflossen sind und als selbstverständlich hingenommen werden, ist ausdrücklich auf sie hinzuweisen. Sobald offenkundig ist, wie soziale Prozesse in die räumliche Beschaffenheit „eingebettet" sind, läßt sich eine möglicherweise nachteilige strukturelle Umgestaltung eher vermeiden.

Die hier präsentierte Milieuanalyse lehnt sich an ein Analysemodell für institutionelle Umfelder an, das 1974 entwickelt wurde und seither in verschiedenen psychiatrischen Einrichtungen und Kliniken zur Anwendung kam.[17]

Eine eingehende Analyse des High-Point-Milieus dient zwei Zielen: erstens den Beitrag eines bestimmten Umfeldes zu dem darin ablaufenden Therapieprogramm deutlich zu machen und zweitens aus den Analysebefunden für diese eine psychiatrische Institution Erkenntnisse über den Wert spezifischer Umweltgegebenheiten in Hinsicht auf die Therapie- und Rehabilitationsziele von psychiatrischen Einrichtungen im allgemeinen zu gewinnen.

Während einige Merkmale der räumlichen Umgebung in High Point und von dessen Programm (wie etwa der Programmumfang) einzigartig sind und in großen Behandlungszentren nicht reproduziert werden können, lassen sich dennoch – wie am Ende dieses Kapitels – spezifische Empfehlungen für die Umstrukturierung klinischer Einrichtungen für psychisch Kranke anbieten, wie sie die Milieuanalyse der High-Point-Klinik nahelegt.

Lage

Die Lage der High-Point-Klinik in einer Gegend mit Familienbesitzungen und Hauptniederlassungen internationaler Gesellschaften vermittelt prospektiven Patienten und ihren Familien einen Eindruck von ihrer etablierten Stellung. Der äußere Rahmen hat sicher einen Einfluß, wie die Klinikangestellten und das Programm gesehen werden: man hat unwillkürlich den Gedanken, daß die Patienten, die in dem Programm „graduieren", tatsächlich in der Lage sind, in der Außenwelt zurechtzukommen und ihren Wert für die Gesellschaft unter Beweis zu stellen.

Der erste Besuch in High Point bestärkt diesen Eindruck und bringt ein neues Element: der Weg führt von der Straße die steile Auffahrt hinauf zu einer Villa, die umgeben von schönen alten Buchen auf einem Hügel steht. Das Gelände fällt nach allen Seiten schräg ab und gestattet einen ungehinderten, weitreichenden Blick in alle Richtungen. Die Unterbringung ist ohne Zweifel komfortabel an diesem abgelegenen „Aussichtspunkt", von dem aus der Patient, über den Dingen stehend, nicht nur die umliegende Landschaft, sondern auch seine Alltagsprobleme, sein bisheriges Leben im Überblick, aus der Distanz, gleichsam aus höherer Warte zu sehen vermag.

Architektur

Viele psychiatrische Kliniken erwecken in ihrer Architektur den Eindruck von Sterilität, Beengtheit oder Bürobetrieb. Demgegenüber nimmt sich High Point, wenn man sich von der Straße her nähert, wie ein großzügig dimensionierter Familienbesitz aus. Tatsächlich ist dies eine der großen Stärken von High Point, wenn der – durchaus angemessene – Eindruck entsteht, es handle sich hier um eine große, doch eng verknüpfte Familie, deren Mitglieder – Patienten und Personal gleichermaßen – vor allen Dingen am Wohlbefinden der ganzen Gruppe interessiert sind und in ihrem eigenen Wohlbefinden davon abhängen.

Das Gebäude ist im traditionellen Wohnhausbaustil gebaut – und läßt an die traditionellen Familienwerte denken. Die Häufung architektonischer Formen unter einem einzigen weitläufigen Dach zeichnet sich durch ein hohes Maß an Symmetrie und Ordnung aus – was sich in gut gegliederten Innenräumen äußert und auf eine geordnete soziale Struktur mit einem durchgehenden Organisationsprinzip hindeutet.

Die Außenansicht wird geprägt durch Stukkatur in Zielausführung – also von rauhen Werkstoffen, die sich aber warm anfühlen und deren Bearbeitung beträchtliches handwerkliches Können erfordert. Diese Materialien werden seit Jahrhunderten im Wohnungsbau eingesetzt und verstärken den heimeligen Eindruck. Viele psychiatrische Kliniken sind aus Beton bzw. Stahl und Glas – modernen Baustoffen mit geringer traditioneller Bedeutung und eher kalten, unpersönlichen Merkmalen. Oder ihre Außenfassade ist mit klinisch aseptischen Keramikkacheln oder mit prestigeträchtigem Marmor versehen – nicht minder kalten Materialien, die an institutionelle Profanbauten anderer Art erinnern.

Kapazität

Es sind selten mehr als 42 Patienten in High Point, während die Ärzte sowie das Pflege- und Hilfspersonal 34 Personen umfassen. Daneben arbeiten insgesamt 26 weitere Personen in der Küche, in der Hausmeisterei und in der Verwaltung.

Mit der Zeit lernen die Patienten alle oder die meisten anderen Patienten kennen und werden mit den meisten Mitarbeitern vertraut. Die Patienten merken es schnell, wenn ein neues Gesicht in High Point auftaucht, und fragen oft auch nach, was es mit der betreffenden Person auf sich habe und warum sie sich in High Point aufhalte. Die Patienten leben also in einer Umgebung voll vertrauter Gesichter, und viele von diesen treffen sie im Laufe des Tages mehrmals.

Öffentliche Bereiche

Wenn der Besucher das Hauptgebäude durch die schwere schmiedeeiserne Glastüre betritt, gewinnt er den Eindruck, geradewegs in den zentralen Teil des Hauses zu kommen. Die Glastüren erlauben einen Blick ins Innere, ehe man hineingelangt – was dazu beitragen könnte, die für gewöhnlich bei der Neuankunft empfundene Unsicherheit zu beschwichtigen.

Gleich nach dem Öffnen der Tür wird man von einer Telephonistin begrüßt, die den gewünschten oder zuständigen Mitarbeiter herbeiruft. Während man wartet, kann man die breite Treppe zum Foyer hinaufgehen. Hier ist der zentrale Ort des Hauses: ein geräumiger und komfortabler Empfangsraum mit feiner Holztäfelung, einer Stuckdecke, einem massiven Kamin und Gitterfenstern. Der Raum ist

entlang seiner Längsseite zur Eingangshalle und zum Korridor hin offen, so daß
man einen bequemen Zugang hat. An der südlichen Längsseite bieten die großen
Bleiglasfenster eine Aussicht über die Veranda und den Rasen hinweg bis auf den
fernen Lichtschimmer der Meerenge von Long Island.

Wenn Patienten diesen Raum benutzen, dann als Belohnung für angemessenes
und verantwortungsvolles Verhalten. Neuen Patienten ist dieser Raum zunächst
verwehrt. Erst wenn sie die zweite und die dritte Phase des Programms durchlaufen und ihre Fähigkeit, verantwortlich zu handeln, unter Beweis gestellt haben,
dürfen sie den Raum allabendlich in Anspruch nehmen.

Die meisten der Personen und Einrichtungen, die im Programm eine besondere Rolle spielen, sind in der Hauptetage neben dem Gesellschaftssaal untergebracht. Das Büro des ärztlichen Direktors grenzt unmittelbar an den Gesellschaftssaal. Es ist ein hübscher Raum, mit Bücherregalen in den Nischen, und Bilder und
Photographien von Freunden und Kollegen verleihen ihm einen persönlichen Anstrich. Die zentrale Lage des Büros versinnbildlicht die zentrale Rolle, die der
ärztliche Direktor im Programm einnimmt. Er übt seine Funktion keineswegs von
fern aus, sondern ist in Tuchfühlung mit den täglichen Aktivitäten der Patienten
und Mitarbeiter. Bei schönem Wetter, wenn die Patienten auf der Veranda und dem
Rasen verweilen, kann er sie bei ihrem Treiben und ihren Interaktionen beobachten und sich der Anteilnahme und Aufsicht durch das Personal vergewissern.

Der Patientenbereich

Neben dem Büro des ärztlichen Direktors befinden sich zwei große Räume, die
im Klinikleben der Patienten eine wichtige Rolle spielen. Bei dem einen handelt
es sich um den Freizeitraum, der für Versammlungen, Gruppenaktivitäten, Thera-
piesitzungen, Theaterproben etc. zur Verfügung steht. Neben diesem Raum befindet sich das helle und luftige Kunstgewerbestudio. Beide Räume haben ein hohe
Decke und große Bleiglasfenster. Obwohl die empfindlichsten Kunstgegenstände
– wie die Buntglasfenster – entfernt oder abgedeckt worden sind, um etwaige
Schäden zu vermeiden, ist der ursprüngliche Charakter des Raumes weitgehend
erhalten geblieben. Die Decken werden von schweren geschnitzten Holzbalken
getragen, und die Wände sind mit handgefertigtem Stuck dekoriert. Die Qualitäts-
handarbeit des Gebäudes wird hier besonders deutlich und bezeugt, daß beim Bau
des Hauses auf Individualität (anstatt auf maschinelle Fertigung) Wert gelegt
wurde.

Auf diesem Hauptflur liegen die Räume für die Patienten und die für die Ärzte,
Schwestern und das sonstige Pesonal nebeneinander und sind von jeder Seite
bequem zu erreichen. Der Bereich für das Arzt- und Pflegepersonal umfaßt die
Büros des ärztlichen Direktors und des Leiters der Sozialarbeit sowie den Speisesaal für das Personal. Zum Bereich des Nichtfachpersonals gehören das Geschäfts-
zimmer und die Küche. Das Kunst- bzw. Kunsthandwerksstudio, der Freizeitraum,

der Speisesaal für die Patienten und die Patientenküche sind den Patienten vorbehalten und müssen von diesen auch in Ordnung gehalten werden. Der zentrale Gesellschaftsraum darf von Patienten, Personal und Besuchern gleichermaßen benutzt werden.

Anders als bei den meisten institutionellen Gebäuden, wo den Mitarbeitern Privilegien eingeräumt werden, die einen privaten Bereich und damit einen besonderen Status und eine Absonderung von den Patienten und auch von dem Nichtfachpersonal schaffen, sind in High Point die komfortabelsten und elegantesten Räumlichkeiten nicht ausschließlich für die Mitarbeiter bestimmt, sondern auch für die Patienten.

Im Hauptkorridor, der die verschiedenen Bereiche miteinander verbindet, sorgen spontane Gespräche für eine gute Kontrolle und einen inoffiziellen Informationsaustausch. Die Mitarbeiter informieren sich gegenseitig über Vorfälle, die das Wohl der Patienten betreffen, und die Patienten können sich formlos an die Mitarbeiter wenden.

Der original holzgetäfelte Speisesaal mit seinem mächtigen Kamin und den Buntglasgemälden in den Bleiglaserkerfenstern, die nach Süden gehen, dient heute den Patienten als Speisesaal. Aber nicht alle Patienten dürfen hier essen. Jeder Neuankömmling muß zunächst sein Essen im oberen Stockwerk einnehmen, bis man davon ausgehen kann, daß er imstande ist, problemlos unten zu essen. Die Donnerstagabende sind für formelle Abendessen reserviert, wobei die Patienten gebeten werden, sich ganz besonders adrett zu kleiden. Das Speisesaalkomitee, zu dem jede Woche andere Patienten eingeteilt werden, serviert die Mahlzeiten und ist nach dem Essen für die Aufräumarbeiten zuständig. Der Speisesaal ist ein weiteres Beispiel für die Verwendung des architektonischen Rahmens als Anreiz und Belohnung für verantwortungsvolles Verhalten. Das Abendessenritual ist als eine wichtige tägliche Lektion für die Patienten gedacht: sie erfahren, wie angenehm es ist, bedient zu werden und in einer attraktiven Umgebung zu speisen, und wie positiv es umgekehrt sein kann, anderen zu Diensten zu sein – indem man sie bedient.

Bereiche für das nichtprofessionelle Personal

Die Küche und das Küchenpersonal spielen eine wichtige Rolle im Alltag von High Point. Die Küchentür, die immer offen ist, befindet sich direkt gegenüber der Treppe, die von jedermann benutzt wird. Patienten und Mitarbeiter können nach Belieben stehenbleiben und ihren Kopf durch die Küchentür stecken, um zu fragen, was es zum Abendessen gebe, oder vielleicht auch nur, um einen tiefen Zug Küchenduft einzuatmen. Die Küche, an der Südwestecke des Hauses gelegen, ist sehr sonnig und vermittelt, verstärkt durch freundliches Küchenpersonal, den Eindruck eines einladenden und nährenden Herdes des täglichen Lebens. Um zu ihren Mahlzeiten zu kommen, müssen die Mitarbeiter und die Patienten, die gerade dem Speisesaalkomitee angehören, durch die Küche gehen und ihre Tabletts holen.

Da sich die Patienten im Speisesaalkomitee abwechseln, machen alle die Erfahrung, mit den Ärzten und Schwestern zusammen ihr Essen aus der Küche persönlich abzuholen. Das bietet eine weitere Gelegenheit zu zwanglosem Kontakt zwischen Patienten und Mitarbeitern, zu einer Zeit, da die Patienten auch sehen können, wie die Mitarbeiter miteinander reden und mit dem Küchenpersonal herumplänkeln.

Die Patienten haben auch ihre eigene Küche, wo sie ihr Essen zubereiten und Kuchen backen können, wenn das Küchenpersonal seinen freien Abend hat. Die Patientenküche, ursprünglich der Anrichteraum zwischen Küche und Speisesaal, ist voll funktionsfähig eingerichtet und in der Regel mit Vorräten für den persönlichen Nahrungsbedarf der Patienten ausgestattet.

Bereiche für das Fachpersonal

Im Vergleich zu den Räumlichkeiten der Patienten sind die Büros des Leiters der Sozialarbeit und anderer Mitarbeiter klein. Sie befinden sich auf der Nordseite des Hauses. Solche Verhältnisse mögen ungewöhnlich erscheinen, aber es steckt unausgesprochen die Botschaft dahinter: Dieses Haus ist in erster Linie zum Wohl der Patienten da. Diese müssen freilich erst bestimmte interpersonale Fertigkeiten und Verhaltensweisen erlernen, damit sie überhaupt in der Lage sind, aus dem Angebot des Hauses Nutzen zu ziehen. Durch die Unterbringung von Mitarbeitern in dem Teil des Gebäudes, der ursprünglich als Speicher diente, wird die Programmphilosophie bekräftigt, daß Statuserwägungen – z. B. hinsichtlich der Bürogröße – hinter das Interesse am Wohlbefinden der Patienten zurücktreten.

Es bedarf schon eines besonderen Schlages Mensch, eine solche Grundannahme samt ihrer räumlich-architektonischen Realisierung zu akzeptieren und sich noch wohl dabei zu fühlen. Wer in High Point mitmachen will, muß die Gesundheit der Patienten über das eigene Prestigebedürfnis stellen und in der Lage sein, den äußeren Rahmen von High Point einfach nur so zu genießen, ohne ständig die besten Plätze für sich selbst beanspruchen zu wollen.

Das Büro der Leiterin der Sozialarbeit ist klein und dunkel, es gibt nur ein einziges kleines Oberfenster. Trotzdem meint sie, daß der eine große Vorteil dieses Zimmers – nämlich seine Lage im Hauptkorridor des Hauptgeschosses – die Nachteile aufwiege. Die Leiterin hat bei der Entwicklung von High Point eine Schlüsselrolle gespielt und ist auch weiterhin an der Überwachung des Programms beteiligt.

Die Büros der meisten anderen Mitarbeiter sind größtenteils so komfortabel, hell und attraktiv wie entsprechende Büros in anderen psychiatrischen Kliniken.

Neben dem Büro des ärztlichen Direktors befindet sich der Konferenzsaal, wo die Mitarbeiter zweimal wöchentlich ihre Konferenz abhalten, um den Status und die Fortschritte jedes einzelnen Patienten zu diskutieren und um die Fragen zu klären, die seit der vorhergehenden Konferenz angefallen sind. Es handelt sich um einen einfachen Raum, kaum geräumig genug, alle Mitarbeiter zu fassen, aber in Anbetracht der Raumpriorität kann man ihn als zufriedenstellend ansehen.

In diesem Teil des Hauses liegt auch der Speisesaal für die Mitarbeiter. Das ist ein einfach dekorierter Raum auf der Nordseite mit einigen plastikbetuchten Tischen und ganz einfachen, zweckmäßigen Stühlen. Trotz der fehlenden Eleganz und des minimalen Komforts spielt dieser Raum eine wichtige Rolle für den Informationsaustausch in High Point. Während der Mahlzeiten wird hier zwanglos miteinander geredet – Ereignisse und Probleme werden gleich hier diskutiert, ohne daß man erst auf das tägliche oder wöchentliche Meeting wartet.

Dieser Raum besitzt ein wesentliches Merkmal: die Tür ist verglast, so daß alle, die vorübergehen, einen Blick nach innen werfen können. Man betritt den Raum direkt vom Hauptkorridor aus, wo Küche und Treppenhaus für emsiges Treiben sorgen. Die Tür steht gewöhnlich weit offen, was sich für das Programm offensichtlich eher vorteilhaft auswirkt. Bei ihren zwanglosen Gesprächen während den Mahlzeiten werden die Mitarbeiter von Patienten gesehen, d. h. sie werden zu einer Zeit gesehen, wo sie nicht in dem gewohnten Mitarbeiter-Patient-Verhältnis befangen sind, sondern gewissermaßen hinter der Bühne agieren. Das Personal versteckt sich hier nicht hinter seiner beruflichen Rolle, zeigt sich den Patienten auch außerhalb seiner beruflichen Tätigkeit. Die Mitarbeiter sind hier nicht bemüht, „Eindruck zu schinden", man sieht sie vielmehr auch im Vollzug ihrer kollegialen und geselligen Beziehungen.

Auf diesem Stockwerk gibt es nur eine Toilette, die von Patienten und Personal gleichermaßen benutzt wird – eine Gepflogenheit, die in anderen psychiatrischen Kliniken keineswegs üblich ist.

Im Hauptgebäude gibt es zwei Treppenhäuser, aber nur eines wird regelmäßig benützt. Die offizielle Treppe im Zentrum des Hauses, die vom Gesellschaftsraum und Foyer zum 2. Stockwerk führt, wird nur in Notfällen begangen. Es ist eine wunderschöne Treppe, 170 cm breit, mit einem kunstvollen Buntglasfenster im Treppenhaus. Diese Treppe wird wohl vor allem deswegen nicht benutzt, weil sie das Hauptgeschoß mit dem Stockwerk verbindet, wo die neuen Patienten untergebracht sind. Sie bleiben dort unterschiedlich lange und dürfen während dieser Zeit das Stockwerk nur in bestimmten Fällen verlassen. Patienten der Gruppe II können das kollektiv tun, z. B. um an der Kunsttherapie oder an anderen Aktivitäten teilzunehmen. Erst wenn sie gezeigt haben, daß sie genügend Verantwortungsgefühl besitzen, wird ihnen erlaubt, ihre Abende eine Etage tiefer zu verbringen. Im allgemeinen nehmen die Patienten der Gruppe I ihre Mahlzeiten im 2. Stockwerk ein.

Das Haupttreppenhaus stellt praktisch die sichtbare Verbindung zu künftigen Privilegien dar und erinnert ständig daran, daß es auch noch eine andere Umgebung gibt als die, in der die Patienten sich befinden, und daß solch besseres Umfeld auch tatsächlich zu erreichen ist. Das Treppenhaus ist nämlich im 2. Stockwerk von klaren, unzerbrechlichen, starren Plastikfenstern umgeben, so daß es von außen einsichtig ist und einen schönen Blick auf das Buntglasfenster freigibt. Das Licht im Treppenhaus fällt auf den Korridor in der 2. Etage (der andernfalls ziemlich dunkel wäre) und erweckt den Eindruck größerer Bewegungsfreiheit, als es sonst der Fall wäre. Da Neuankömmlinge zu Beginn ihres Aufenthalts die meiste Zeit des Tages in diesem Stockwerk zubringen, ist es vielleicht besonders wichtig, daß der Korridor wohnlich wirkt, zumal man dort gewissermaßen den Weg zur nächsten und besseren Stufe beim Durchlaufen des Klinikprogramms vor sich liegen sieht.

Die Wohnräume der Patienten

Das zweite Treppenhaus ist das, was von jedermann, Patienten und Mitarbeitern, benutzt wird. Ursprünglich war hier der Dienstbotenaufgang, und so sind die Treppen beträchtlich schmäler (knapp 1 m breit) und in der Ausführung recht nüchtern und sachlich. Die Enge gewährleistet, daß man kaum so tun kann, als würde man sich nicht sehen, wenn man auf der Treppe aneinander vorbeigeht – ein weiteres Beispiel für eine kleine Unbequemlichkeit, die sozial gesehen von Vorteil ist.

Die 2. Etage ist für die Mehrzahl der Programmneulinge (Gruppe I) eine geschlossene und für die Patienten der Gruppe II eine halbgeschlossene Abteilung. Es gibt neun Schlafzimmer mit jeweils zwei oder drei Betten, und zu jedem Zimmer gehört ein eigenes Bad und in den meisten Fällen auch ein eigener Ankleideraum. Die Zimmer sind angenehm groß (etwa 4,5 x 6 m), gut beleuchtet und so gestaltet, daß keine zwei Zimmer gleich sind. In jedem Fall hat man entweder einen Blick nach Süden oder man hat Fenster auf zwei Seiten, was einen großzügigen (wenn auch geschützten) Blick nach draußen gestattet.

Die individuelle Architektur gibt jedem Patienten die Möglichkeit, sich räumlich so zu etablieren, daß er sein eigenes unabhängiges Reich hat – er kann sein Bett auf die ihm genehme Weise im Zimmer aufstellen, hat einen Platz für seine eigene Kleidung und auch im Bad eine eigene Ecke für seine Sachen.

Die Schlafzimmer sind nicht elegant möbliert oder dekoriert. Sie sind verschieden gestrichen oder tapeziert, was zur individuellen Raumgestaltung beiträgt. Die Möbel und Betten sind allerdings recht einfach und anstaltsgemäß. Den Patienten der Gruppe I und der Gruppe II wird nur beschränkt eine persönliche Note ihrer Zimmer zugestanden. Auf diese Weise soll dem Patienten die Botschaft vermittelt werden, daß seine Bemühungen zunächst seinen Beziehungen zu anderen gelten müssen und nicht seiner eigenen Person. Die eigene Identität kommt erst in einer späteren Phase ins Spiel. Zuerst muß der neue Patient lernen, seine Individualität zurückzunehmen und bestimmte allgemeine Verhaltensregeln zu akzeptieren.

Wenn man die konkreten Barrieren (Wände) zwischen Patienten entfernt, wird das Gefühl der Gruppenidentität sogleich gefördert. Man erwartet von den Patienten, daß sie allmählich erkennen, wie viele andere es gibt wie sie selbst, die Beachtung verdienen, wie notwendig es ist, miteinander auszukommen.

Während der ersten Zeit des Patienten in der geschlossenen Abteilung im 2. Stockwerk wird auf die Bedeutung dieser Lektion im Zusammenleben immer wieder hingewiesen und zur Regel gemacht, daß die Schlafzimmertüren grundsätzlich offen bleiben und die Benutzung des Badezimmers beaufsichtigt wird, wenn es die Sorge um die Sicherheit des Patienten ratsam erscheinen läßt. In dieser Anfangsphase kann der Patient zu keiner Zeit die anderen aus seinem Leben heraushalten. Zwar dient ein solches Vorgehen dem Schutz der Patienten, doch ist für manchen die Anpassung an diese Form des Gruppenlebens schwierig. Der Patient befindet sich laut Definition der Klinik so lange in der Anfangsphase, als er „besonderer" Fürsorge und Zuwendung bedarf. Die Mitarbeiter weisen im übrigen nachdrücklich darauf hin, daß ihre wachsamen Blicke von einem fürsorgenden und liebevollen Interesse geleitet sind und daß sie größten Wert auf die Sicherheit jedes einzelnen Patienten legen.

Die Schwesternstation im 2. Stockwerk ist ebenfalls bezeichnend für Patient-Mitarbeiter-Beziehungen in High Point. Auf der Nordseite des Hauses gelegen, dabei eng und relativ dunkel, ist sie beträchtlich weniger attraktiv als die meisten Patientenzimmer. Es bleibt nicht aus, daß die Patienten im Laufe ihrer High-Point-Zeit diesen Vergleich anstellen und das Ergebnis zu würdigen wissen.

Die Station befindet sich in zentraler Lage und ist für alle Patienten gleich gut zu erreichen. Es handelt sich dabei keineswegs um eine dieser glasverkleideten Beobachtungseinheiten, wie sie in vielen Krankenhäusern üblich sind, von der aus die Schwestern den Gang im Auge behalten können. Es ist ein Zimmer wie jedes andere, so daß es den Schwestern nicht möglich ist, sichtbar, aber unzugänglich in ihrem eigenen Reich zu sitzen, während sie gleichzeitig auf die Patienten aufpassen. Um ihre Arbeit zu tun, müssen die Schwestern zu den Patienten auf die Gänge gehen, hin und her laufen, mit ihnen sprechen und verfügbar sein.

Im 2. Stockwerk gibt es auch ein Zimmer, in das man sich zurückziehen kann. Das ist auf dieser Etage der einzige sehr kleine Patientenraum, und er enthält lediglich eine Matratze. Wie in anderen psychiatrischen Anstalten wird dieser Raum gelegentlich für schwer gestörte Patienten benutzt.

Dieser kahle und unbehagliche Raum hat zwei Eigenschaften, die seine negative Ausstrahlung etwas abmildern: er geht nach Süden wie die anderen Patientenzimmer und er liegt etwa in der Mitte des 2. Stockwerks, wo die Patienten sich nicht so leicht vergessen oder verlassen vorkommen.

Der Übergang von der Gruppe I zur Gruppe II und schließlich zur Gruppe III markiert einen wesentlichen Fortschritt innerhalb des Programms und wird von Patienten und Personal als Ausdruck einer zunehmenden Besserung verstanden. Jeder Übergang ist mit einer Erweiterung der räumlichen Anrechte und Privilegien verbunden. Für die Patienten gilt ein solcher Übergang für erstrebenswert, und sie wissen, daß sie ihn schaffen können. Der Übergang von Gruppe I zu Gruppe II beinhaltet das Privileg, unten im Speisesaal zu essen, im Studio Kunst und Kunsthandwerk zu treiben, im Freizeitraum an Gruppenaktivitäten teilzunehmen und sich abends von 19-21 Uhr (Freitag und Samstag von 19-23 Uhr) im Hauptgeschoß (Gesellschaftsraum, Freizeitraum etc.) aufzuhalten.

Wenn die Patienten in diesen Situationen ein störendes oder unpassendes Verhalten an den Tag legen, riskieren sie, ihre räumlichen Vorrechte zu verlieren. Dieses Risiko wird den Patienten eindringlich klargemacht und übt auf ihr Verhalten einen regulierenden Einfluß aus.

Der Übergang zu Gruppe III geht mit einer deutlichen Änderung des räumlichen Status einher. Der Patient hat jetzt sehr viel mehr Bewegungsfreiheit in allen Teilen des Hauses und des Grundstücks und kann das Gelände verlassen, wenn er in die Schule gehen oder sich um eine Stelle kümmern will. Vielleicht noch bedeutsamer ist, daß man von den Patienten der Gruppe III allmählich Verantwortung erwartet, nicht nur für die persönliche Umgebung (ihr eigenes Zimmer), sondern auch, durch aktive Beteiligung an den verschiedenen Komitees, für die allen gemeinsame Umgebung, nämlich das Klinikgebäude und das Klinikgelände. Den Patienten der Gruppe II kann man zumuten, in ihren Zimmern ein Mindestmaß an Ordnung und Sauberkeit zu halten. Doch wenn die Patienten in die Gruppe III aufrücken, ziehen sie in das 3. Stockwerk in ein privateres (Einzel- oder Doppel-) Zimmer und werden gehalten, dieses persönlich zu gestalten und zu verschönern.

Auf der 3. Etage gibt es insgesamt 13 Schlafzimmer, jedes für ein oder zwei Personen. Fast jedes dieser Schlafzimmer hat ein eigenes Bad. Die Räume sind kleiner als im daruntergelegenen Geschoß, dafür sind sie um so individueller. Es handelt sich um Dachzimmer mit schrägen Wänden, aber mit stehenden Dachfenstern.

Nicht jeder Patient nutzt die Gelegenheit, sein Zimmer persönlich zu gestalten (mit Bildern, Postern, Teppichen, Kissen, Bettdecken, Pflanzen), doch wenn jemand daran interessiert ist und Freude daran findet, sich einen ihm angemessenen Rahmen zu schaffen, so wird dies als ein willkommenes Zeichen des Fortschritts gewertet.

Im 3. Stockwerk ist der Patient vom Hauptgeschoß weiter entfernt und empfindet vielleicht bereits Gefühle der Absonderung und Autonomie. Die Haupttreppe, die den Patienten der Gruppen I und II eine starke visuelle Verbundenheit zum Hauptgeschoß vermittelt, setzt sich nicht bis in das Obergeschoß fort. Dorthin bildet die Hintertreppe den einzigen Zugang.

Synergistische Effekte

Im Laufe des Tages begegnen die Patienten sich untereinander und den Mitarbeitern immer wieder. Oft wird nur ein kurzer Gruß ausgetauscht und die Präsenz des Gegenübers gewürdigt. Diese Art Kontakte werden von Goffman[18] als „zusätzlicher Austausch" bezeichnet. Dabei können die Patienten mit einer Bitte, einem Anliegen oder einem Stück Information an die Mitarbeiter herantreten, während diese eine solche inoffizielle Gelegenheit vielleicht nutzen möchten, um ihrerseits eine Mitteilung an den Patienten weiterzugeben.

Die Patienten wissen ganz genau, wer in der Klinik lebt oder arbeitet; darüber hinaus erleben sie die Klinikmitarbeiter in einer Vielzahl verschiedener Rollen. Sie können das Personal bei der Arbeit und beim Essen beobachten und auch, wie es miteinander umgeht. Wenn die Patienten für die Klinikgemeinde eine Aufführung veranstalten oder die Arbeiten ausstellen, die sie beim Kunsthandwerken anläßlich irgendeines Ereignisses anfertigten, findet sich sowohl in den Patienten selbst als auch in den Mitarbeitern ein dankbares Publikum.

In den meisten Organisationen kommt der interpersonale Bezug nur im Rahmen von Rollenbeziehungen zustande. In solchen Situationen ist es für die Beteiligten oft schwer, die Person von der Rolle zu trennen. In der Tat setzt die klassische Psychoanalytische Theorie voraus, daß der Therapeut seine Beziehung zu den Patienten auf die therapeutische Rolle in der Sprechstunde beschränkt. Analytiker finden es oft peinlich, ihren Patienten in einem anderen Zusammenhang zu begegnen. Eine solche Trennung von Person und Rolle ist in der High-Point-Klinik weder erwünscht noch durchführbar.

Der informelle Charakter, die Leichtigkeit und die Häufigkeit der Begegnungen zwischen Patienten und Personal unterstreichen für alle die Mitgliedschaft in der gleichen Gemeinschaft. Freilich ist klar, daß es für jedes Mitglied dieser Gemeinschaft verschiedene Rollenpositionen und Rollenverpflichtungen gibt. Und offenbar haben diese Personen, trotzdem sie in vielen Rollenbeziehungen stehen, eine Identität jenseits einer bestimmten Rollenfunktion.

High-Point-Patienten können, wie gesagt, das Personal in verschiedenen Rollenbeziehungen beobachten und lernen so von den einzelnen Mitarbeitern verschiedene Seiten ihrer Persönlichkeit kennen. Zu dem typischen Defizit psychisch behinderter Patienten gehört ein schwach ausgeprägtes Verständnis für soziale Rollen, ja für Rollenbeziehungen überhaupt. Solche Patienten „scheinen generell unfähig zu sein, zwischen Rollenbeziehungen zu differenzieren und sich im Einklang mit den spezifischen Erwartungen zu verhalten, die mit bestimmten sozialen Situationen verbunden sind."[19]

Die Beobachtung vertrauter Personen bei der Darstellung verschiedenartiger differenzierter Rollen ist für einige High-Point-Patienten eine wichtige Erfahrung.

Man halte sich um des Kontrastes willen jene psychiatrischen Anstalten vor Augen, wo Patienten und Personal keinen informellen Kontakt haben, Personal und Verwaltung von den Patienten räumlich getrennt sind, die Patienten Mitarbeiter und andere Patienten treffen, die sie nicht kennen, und sich kein Vertrautheitsgefühl entwickeln kann und wo niemand sich um einen hilfreichen und bejahenden Austausch bemüht. In einem solchen Rahmen fühlt sich das Personal sehr leicht unbehabglich, wenn es doch einmal unerwarteterweise zu einem derartigen Kontakt kommt. So eine Umgebung erlaubt nicht die heilsamen Erfahrungen sozialen Lernens, auf die Menschen angewiesen sind, wenn sie einen Großteil ihres Lebens in unsicheren, zersplitterten und unverbindlichen interpersonalen Verhältnissen verbracht haben.

Integration der Kliniksituation in das therapeutische Programm

Die High-Point-Klinik bietet einen ziemlich einzigartigen Rahmen, wenngleich eine Reihe privater psychiatrischer Kliniken ebenfalls ländlich gelegen und in gut gestalteten alten Gebäuden mit ansprechender Architektur untergebracht sind. Allerdings wurde nie darüber berichtet, daß eine bestimmte Kliniksituation bewußt als synergistisches Element in das therapeutische Programm miteinbezogen wurde. Das Einzigartige an High Point ist nicht so sehr der Charakter und die Beschaffenheit des Gebäudes, sondern wie die Verwendung des Hauses und seiner Räumlichkeiten in das hier dargelegte Therapieprogramm der Klinik integriert ist. Den Patienten wird der Zutritt zu attraktiveren und „begehrteren" Räumlichkeiten gestattet nach Maßgabe ihres Fortschritts beim Erlernen und bei der Übernahme des Wertsystems und der Prinzipien sozialen Umgangs, wie sie für das High-Point-Programm kennzeichnend sind.

Einige Implikationen

Diese Verwendung der Klinikumgebung als Therapieform ist sehr instruktiv für diejenigen, welche sich mit der Rekonstruktion und Neuplanung konventioneller Klinikstrukturen befassen – ob als Architekt, als Administrator auf dem Gesundheitssektor oder als Therapeut. Es gehört zu den Lehren, die aus der Analyse der räumlichen Gegebenheiten an der High-Point-Klinik zu ziehen sind, daß die Beschaffenheit und die Merkmale der Klinikumgebung für die Patienten von Bedeutung sind, daß sie Präferenzen haben – manche Plätze anderen vorziehen – und, wie jeder andere, die meiste Zeit für eine attraktive und behagliche Klinikumgebung empfänglich sind und diese schätzen.

Des weiteren folgt aus der High-Point-Analyse, daß eine räumliche Klinikumgebung, welche Veränderungen förderlich sein soll, nicht zu homogen sein darf, sondern das rechte Maß an Differenzierung aufweisen muß. Beispielsweise sollten die Wohnräume, die Speisesäle und die Räumlichkeiten für die verschiedenen Aktivitäten so beschaffen sein, daß die Patienten sich gerne mit anderen darin aufhalten und sich darauf freuen.

Während sich der hohe Differenzierungsgrad der High-Point-Klinikumgebung andernorts vielleicht nur schwer verwirklichen läßt, ist es doch wichtig zu erkennen, daß die Erfahrung einer differenzierten Umgebung – in Verbindung mit entsprechend differenzierten Anforderungen hinsichtlich Verhalten, Rollenbeziehungen und Verantwortung – dem psychiatrischen Patienten ungemein wertvoll sein kann, zumal wenn das Differenzierungsniveau dem Funktionsniveau des Patienten angepaßt ist.

Dimensionen einer differenzierten Umgebung

An der High-Point-Kliniksituation lassen sich vier Dimensionen der Differenzierung identifizieren, die alle auch in einem anderen psychiatrischen Umfeld oder in einer Rehabilitationssituation denkbar wären. Als da sind: 1) die Differenzierung der Bewegungsfreiheit des Patienten im Klinikgebäude nach Maßgabe seines Funktionsniveaus; 2) die Differenzierung der institutionalisierten Verhaltenssituation und der dazugehörigen „Rollenbeziehungen"; 3) die Differenzierung der „Territorialsituation" – des kollektiven und des persönlichen Raums; und 4) die Differenzierung des Verantwortungsumfangs, den man den Patienten in bezug auf ihre Umgebung zumutet.

1) Differenzierung der Bewegungsfreiheit des Patienten im Klinikgebäude nach Maßgabe seines Funktionsniveaus:

Auf relativ engem Raum zu Beginn des Behandlungsprogramms eingeschlossen zu sein, steht in krassem Gegensatz zu der zunehmenden Bewegungsfreiheit, die dem Patienten beim Absolvieren des Programms gewährt wird. Das Zugeständnis, die Mahlzeiten in attraktiver Umgebung einzunehmen, die Abende im behaglichen Gesellschaftsraum zu verbringen und unbeaufsichtigt auf dem Gelände herumzuspazieren, wird von den meisten Patienten als erstrebenswertes und auch erreichbares Ziel gesehen und als Maß für ihren Fortschritt und die Überwindung symptomatischen Verhaltens.

2) Differenzierung der institutionalisierten Verhaltenssituation und der dazugehörigen „Rollenbeziehungen":

Die Architektur und die räumliche Beschaffenheit von High Point sind höchst differenziert: es gibt kleine und große Räume, bescheiden eingerichtete und komfortabel, ja elegant ausgestattete, solche mit einfach gestrichenen Verputzwänden und solche mit Holztäfelung, geschnitzten Balken und Bleiglasfenstern. So wie die Patienten zwischen diesen Wohnsituationen differenzieren lernen, lernen sie auch die Unterschiede zwischen den jeweils erwarteten und als angemessen empfundenen Verhaltensweisen und zwischen den entsprechenden Rollenbeziehungen.

3) Differenzierung der „Territorialsituation" – des kollektiven und des persönlichen Raums:

Privatraum und Kollektivraum sind in High Point klar definiert, und im Verlauf des Programms entdecken die Patienten, daß die gegenseitige Abgrenzung immer

wichtiger wird. Zu Beginn erwartet man von den Patienten, daß sie ihr Isolations-
bedürfnis und damit den Wunsch nach einem separaten, abgegrenzten Raum zu-
rückstellen. Die anderen dürfen zunächst nicht ausgeschlossen sein; vielmehr muß
jeder Patient die Ansprüche der Gruppe und seine Verantwortung gegenüber der
Gruppe akzeptieren und in einer Situation leben, wo der Privatraum relativ undif-
ferenziert ist. Mit seinen Fortschritten im Programm lernt der Patient, daß sein
Privatraum vom kollektiven Raum immer stärker abgegrenzt wird und auch die
einzelnen Gruppenräume voneinander differenziert sind.

4) Differenzierung des Verantwortungsumfangs in bezug auf die Umgebung:

a) Wenn die Patienten mit dem Programm beginnen, wird ihnen nur minimale Verantwortung zugemutet, nämlich ihre Zimmer einigermaßen ordentlich und sauber
zu halten. Die eigentliche Reinigung der Zimmer wird vom Hauspersonal vorgenommen. Man geht jedoch davon aus, daß die Patienten im Verlauf des Programms
zunehmend mehr Verantwortung für ihren Privatbereich übernehmen, und erwartet infolgedessen, daß sie sich allmählich selbst um ihre Zimmer kümmern.

b) Später werden die Patienten aufgefordert, ihr Zimmer persönlich zu gestalten. Anfangs ist es ihnen noch verwehrt, ihre eigenen Gegenstände (Kissen,
Posters etc.) zu verwenden. Doch sobald sie in die dritte Gruppe kommen, ist diese
neue Verantwortung für sie eine Herausforderung und eine Belohnung.

c) Man geht ferner davon aus, daß die Verantwortlichkeit der Patienten gegenüber ihrer Umgebung auch das weitere gemeinsame Umfeld von High Point betrifft, doch wird der Umfang ihrer Verantwortung in jedem Fall durch ihr Funktionsniveau bestimmt. Bei ihrem Eintritt in das Programm erwartet man lediglich,
daß sie sich gegen ihre Umgebung (Möbel, Wände, Fenster etc.) nicht destruktiv
verhalten. Die Erlaubnis, die begehrteren Räume zu nutzen geht Hand in Hand
mit dem Nachweis, daß sie imstande sind, diese Plätze intakt zu belassen.

Mit zunehmendem Funktionsniveau erwartet man von den Patienten, daß sie
sich dem einen und anderen Komitee anschließen, und in dieser Eigenschaft als
Komiteemitglied beginnt ihre aktive Rolle bei der Erhaltung der räumlichen Umgebung – Aufräumen des Speisesaals als Mitglied des Speisesaalkomitees, Buch-
bestellungen als Mitglied des Bibliothekskomitees, Anpflanzen von Sämlingen
und Versorgung von Pflanzen als Mitglied des Gartenkomitees.

Als weitere Lehre, die wir aus unserer Studie der High-Point-Situation ziehen,
ist zu vermerken, daß der multiple soziale Kontakt mit dem Personal (Ärzten,
Schwestern, Helfern) – außerhalb eines strukturierten oder spezifischen therapeutischen Rahmens wohlgemerkt, vielmehr der natürliche Kontakt im Alltagsver-
lauf, wo das Personal nicht an seine professionelle Rolle gebunden ist: bei privaten Unterhaltungen, beim Mittagessen, bei einem Telephonanruf oder bei einem
Spaziergang durchs Haus – den Patienten guttut. Wir wissen jetzt, daß die Gesamtsituation Gelegenheit zu vielen informellen Kontakten bieten sollte. Bei solchen
Begegnungen mag dann ein kurzer Gruß gewechselt, eine Anerkennung oder Be-

stätigung der gemeinsamen Mitgliedschaft in der Klinikgemeinschaft ausgesprochen oder, wenn erforderlich, eine bestimmte Information ausgetauscht werden; vielleicht daß man auch nur seine Bereitschaft anzeigt, ein angeschnittenes Thema (vermutlich seitens des Patienten) zu anderer Zeit an anderer Stelle fortzusetzen.

Ebenso sollte der Kontakt der Patienten zu den anderen Mitgliedern der Gemeinschaft – Küchen- und Hauspersonal – gefördert werden. Die Lage der Küche unmittelbar neben den Speisesälen der Mitarbeiter und der Patienten mit ungehindertem Zugang von beiden Seiten ist ein glücklicher Zufall, der unser Augenmerk auf ein für alle Anstaltssituationen ganz wesentliches Merkmal lenkte.

Anmerkung. Die hier dargestellte Untersuchung wurde im Frühjahr 1984 abgeschlossen. Seitdem wurde, wie in jedem Progamm, manches geändert und modifiziert; so auch an der räumlichen Situation (z. B. wurden in einem nahegelegenen Gebäude eine Turnhalle und ein Musiksaal eingerichtet). Soziale Systeme, ähnlich wie Menschen, erleben Veränderungen, wandeln sich, wachsen. Diese Tatsache ändert jedoch nichts an der Kernaussage unserer Analyse: sich die gesamte äußere Kliniksituation soweit wie möglich als Therapieform in Ergänzung der Struktur des Behandlungsprogramms zunutze zu machen.

8 Beschäftigung und Wertbegriffe im therapeutischen Kontext

Formen der Patientenbeschäftigung

Jeder Patient arbeitet in einem oder mehreren Komitees mit, welche die folgenden Ressorts betreuen: Kunst und Kunsthandwerk, Unterhaltung, Garten, Haushalt, Bibliothek und Zeitung. Die Komitees kommen zweimal in der Woche zusammen, wobei einmal mindestens ein für das betreffende Komitee zuständiger Klinikmitarbeiter anwesend ist. Die Aufgaben eines Komitees werden von den dafür bestimmten Patienten geleistet, die entweder einzeln oder in kleinen Gruppen bis zu 20 Stunden, mitunter auch mehr, Arbeit investieren – pro Woche versteht sich. Ich nenne die Tätigkeit der Patienten in diesem Zusammenhang Arbeit, weil sie Übung, Geschick, Energie, Zeit und Organisation erfordert, auch wenn sie unentgeltlich erfolgt.

Das Komitee für Kunst und Kunsthandwerk ist ein gutes Beispiel, anhand dessen sich zeigen läßt, wie diese Komitees an der High-Point-Klinik funktionieren und wie spezifische Aufgaben dazu dienen, soziale Kompetenz hervorzubringen und Deuterolernen zu erleichtern.

Dem Komitee gehören mindestens 5 Patienten an, dazu ein psychiatrischer Helfer mit kunsthandwerklicher Erfahrung und ein Pfleger. Genauso gut können aber auch Schwestern, Sozialarbeiter oder Wirtschafterinnen beteiligt sein. Außerdem fungiert einer der 6 Klinikpsychiater als Komiteeberater und nimmt gewöhnlich an einer der wöchentlichen Sitzungen teil. Die Hauptaufgaben des Kunsthandwerkskomitees sind definiert als „das Vertrautmachen mit dem Kunsthandwerksbetrieb, den Patienten beim Auswählen und Durchführen kunsthandwerklicher Projekte behilflich sein, bei Sitzungen Vorschläge und Diskussionsbeiträge liefern, die Beaufsichtigung von Einzel- und Gruppenveranstaltungen und die Organisation aller Unternehmungen und Feiertagsfeste...“

Von jedem Komitee gibt es Aufzeichnungen. Unter anderem werden die auf den Sitzungen gefaßten Beschlüsse schriftlich festgehalten. So liest sich z. B. das Protokoll einer Sitzung folgendermaßen:

Die Diskussion drehte sich um den Monsterwettstreit, der am 19. Oktober um 13.30 Uhr abgehalten wird. Das albernste, das lustigste, das originellste, und das gruseligste Monster werden prämiiert. Das Komitee bastelt selbst ein großes Monster, das während des Wettstreits ausgestellt wird. Dank unseres großen Enthusiasmus, der ja bekanntlich ansteckt, hat das Komitee in den letzten Wochen besonders gut zusammengearbeitet. Auch im

2. Stockwerk hat sich der Kunsthandwerksbetrieb ganz gut gemacht, jetzt da das Komitee einfache kreative Projekte vorgeschlagen hat, die anscheinend auf Interesse stoßen und wohl auch Erfolg versprechen. Die gemeinsame Aufräumarbeit läuft hervorragend, und die Gruppe ist in guter Stimmung.

Jede Komponente des High-Point-Programms verrät dessen Wertsystem und therapeutische Philosophie. Die Patienten sind an einer Reihe von Situationen beteiligt, die alle nur dem Programmziel dienen. Die Beschäftigung der Patienten in High Point – wie etwa das Organisieren einer Veranstaltung – hat, so kann man es sehen, eine Doppelfunktion. Sie fördert die Kompetenz des Patienten im Erreichen eines instrumentellen Ziels, wie z. B. die Darbietung einer Talentshow. Gleichzeitig vermehrt sich seine Erfahrung im Arbeiten mit anderen. Diese Erfahrung wird konsequent verfolgt, kritisiert und erläutert. In einer kürzlich verlautbarten Feststellung wird dieser Doppelbegriff der Arbeit deutlich:

„Ein größerer, wenn nicht der größte Teil unserer Arbeit mit den Patienten besteht darin, ihnen bei der Entwicklung ihrer Fähigkeiten behilflich zu sein, so daß sie die ständig auf sie zukommenden sozialen Aufgaben besser bewältigen. Psychische Krankheit ist im Grunde eine Beeinträchtigung der Fähigkeit, das zu erfüllen, was einem das Leben andauernd abverlangt, nämlich mit anderen Menschen in eine gesunde Beziehung zu treten und erfolgreich zusammenzuarbeiten...“

Aktive Teilnahme der Patienten in einem Programm

In einer Beschreibung des Programms vom Winter 1981 unterstreicht die für die Tagesleistung des Kunsthandwerkprogramms zuständige Mitarbeiterin die soziale Lernfunktion ihres Programms. Man beachte die Organisation der Patientenaktivitäten nach zunehmendem Schwierigkeitsgrad, so daß zuletzt mehrere Komitees eingeschaltet sind und das Zusammenwirken vieler Patienten erforderlich ist:

„Wir versuchen alle Freizeitaktivitäten in den Dienst sozialen Lernens zu stellen und uns selbst als Rollenmodell einzubringen. Was wir auch tun, die Tätigkeit an sich ist nicht so wichtig. Es geht vielmehr um die soziale Interaktion zwischen den Patienten, um das Erlernen neuer Fertigkeiten und die Förderung des Selbstbewußtseins. Wir versuchen, auf den vorhandenen Fähigkeiten der Patienten aufzubauen...

Einige besondere Dinge, die wir machten: Wir veranstalteten einen Puppenwettstreit, an dem sämtliche Patienten, ganz gleich welcher Gruppe, teilnahmen. Die Aufgabe bestand darin, weiche Modellpuppen zu basteln, die dann gewissermaßen in einer Modenschau präsentiert wurden. Die Puppen wurden im Prinzip aus ausgestopften Strümpfen gemacht, die entsprechend dekoriert wurden... Es gelang uns, z. T. sehr ungewöhnliche Stoffe und Posamenten zu bekommen, und jeder kleidete seine Puppe auf besondere Weise. Das Unterhaltungskomitee sorgte für eine Bühne mit Laufsteg und passender Beleuchtung, so als handle es sich um die Wahl von Miß Amerika. Tatsächlich spielte im Hintergrund die gleiche Art Musik wie beim echten Miß-Amerika-Umzug. Jeder durfte seine Puppe auf dem Laufsteg vorführen, und wir hatten einen Conferencier, der zu jeder Puppe eine lustige Geschichte erzählte. Wir erlebten hier bei den Patienten eine Art Erweiterung ihres Selbst; es war hochinteressant, wie die Leute ihre Puppen anzogen. Männer und Frauen wählten die Kostüme so, wie sie selbst sich einschätzten. Wir waren uns darüber völlig im klaren: Wenn die Patienten sich schon selbst nicht in einer Modenschau zeigen konnten, war es immerhin sicher und für jedermann annehmbar, so etwas mit ihren Puppen durchzuführen.

Dann organisierten wir eine Ausstellung von Plastiken. Dabei handelte es sich um Draht-, Holz-, Schaumstoff-, Lehm- und Altmaterialmodelle, was immer die Patienten dazu verwenden wollten. Wir haben einige künstlerisch hochbegabte Patienten, die es sehr begrüßten, daß sie ihre Arbeiten ausstellen konnten. Andere Patienten sind weniger talentiert, aber die genießen es dennoch, etwas Kreatives zu schaffen und es dann vorzuführen und herumzureichen. Es macht ihnen wirklich Spaß. Die besten Plastiken wurden übrigens prämiiert. Wir sparten nicht mit lobender Anerkennung, und in der Patientenzeitung erschien darüber ein kleiner Artikel.

Im Rahmen dieser Plastikenausstellung beauftragten wir das Komitee, eine ganze Stadt in einer Gruppenplastik darzustellen. Es kam ein Modell von Port Chester heraus. Das war nicht geplant gewesen, es entwickelte sich einfach so. Das Modell hatte sogar eine funktionierende Straßenbeleuchtung. Natürlich war auch die High-Point-Klinik mit dargestellt samt der ganzen Umgebung. Selbst Dr. Gralnick und all die anderen fehlten nicht. Die Patienten waren sehr stolz auf diese Arbeit. Die Plastik wurde separat ausgestellt. Zu der Ausstellung wurden auch die Eltern eingeladen.

Als nächtes veranstalteten wir einen Erfindungswettstreit. Wie man sieht, wurden die Aktivitäten immer komplizierter und erforderten demgemäß auch eine zunehmend komplexere Organisation und anspruchsvollere gedankliche Arbeit. An dem Erfindungswettbewerb nahm jedermann in der Klinik teil. Die Patienten sollten etwas Einzigartiges schaffen, ob praktisch oder nicht. Dabei kamen solche Erfindungen zustande wie ein Kopfhörer mit zwei Bürsten, eine Haarbürste für einen Kahlköpfigen, insgesamt eine lange Reihe interessanter Dinge, manche verrückt, andere genial. Mit unserem Erfindungswettbewerb erzeugten wir Kreativität auf verschiedenstem Niveau.

Auf diese Weise arbeiteten wir fortwährend an der Kompetenz und Zuversicht der Patienten. Die Wettbewerbe wurden immer anspruchsvoller und fanden schließlich ihre Krönung in einer Talentshow. An der Talentshow nahmen etwa 20–25 Patienten teil, dazu Bühnenarbeiter und Kulissenschieber. Wir versuchten, alle miteinzubeziehen, ganz gleich welchen Beitrag jemand leisten konnte. Was für eine Herausforderung! Auch hier hatten wir wieder Leute, die echt begabt waren, neben vielen anderen mit geringeren Talenten. Wir waren in jedem Fall davon überzeugt, daß es für die Patienten wichtig sei, sich auf die Bühne zu begeben und beizutragen, was immer sie konnten. Und sie taten es. Und wie sie es taten! Wo könnte man besser zeigen, wie sich Ich-Stärke aufbauen läßt?

Die Patienten inszenierten drei Aufführungen: eine am Abend für den Nachtdienst und für Gäste, eine untertags für die Ärzte und für den Tagdienst und eine dritte für Eltern, Gäste und Angehörige. Wir bekamen vom Klinikdirektor sogar die Erlaubnis, auf Tournee zu gehen, um zwei Altersheime und ein Waisenhaus damit zu beglücken. Es ist wichtig, so etwas durchzuziehen. Die Patienten fühlen sich wirklich wohl dabei. Ich möchte sagen, dieses Ereignis veränderte die ganze Klinikatmosphäre, denn die Patienten hatten nunmehr ein Langzeitziel, und all die Proben und Vorbereitungen, wenngleich mit einer gewissen Angst verbunden, waren in höchstem Maße zielgerichtet.

Die Patienten bekamen hier eine Gelegenheit, sich in einer anderen als der Patientenrolle zu profilieren und in ihren Beziehungen untereinander und zu den Mitarbeitern auf eine Weise Bestätigung zu finden, die nichts mit dem Aufenthalt in der Klinik zu tun hatte. Das hätte sich genauso gut im College, in der Schule oder am Arbeitsplatz zutragen können."

Funktionen der Patientenbeschäftigung

Die beschriebenen Formen von Patientenbeschäftigung erfüllen mehrere z. T. offenkundige, z. T. unausgesprochene Zwecke. Zunächst steigern sie das Kompetenzbewußtsein der Patienten und geben diesen das Gefühl, etwas geleistet zu haben. Es ist ihnen gelungen, etwas zu bewerkstelligen, was ihnen selbst Unterhaltung und Spaß bereitet, darüber hinaus aber auch ihrem Publikum, d. h. ihren Angehörigen und ihren Betreuern. Sie haben das zuwege gebracht, indem sie miteinander in den verschiedensten Rollen kommunizierten und dabei ihr Repertoire an sozialem Verhalten erweiterten. Bei der Talentshow z. B. arbeiteten sie zusammen als Mitpatienten und Mitunterhalter und brachten doch sehr unterschiedliche Fertigkeiten und Talente mit ein (Sänger, Tänzer, Schauspieler, Conferencier, Kostümdesigner). Sie haben bei der Vorbereitung, bei den Proben und schließlich bei der Aufführung des Produkts ihrer gemeinsamen Bemühungen angstvolle und freudige Augenblicke miteinander erlebt. Ärzte, Pfleger und Schwestern, deren Kontakt in High Point mit den Patienten nicht auf die Einzel- oder Gruppentherapie beschränkt ist, haben ein lebhaftes Interesse an allen Patientenaktivitäten und beobachten, während sie sich unterhalten lassen, die Geschicklichkeit und die Stärken, aber auch die wunden Punkte ihrer Schützlinge. Das Küchen-, Haus- und Verwaltungspersonal, das, wie erwähnt, in High Point in großem Maße am therapeutischen System teilhat, ist den Patienten bei ihren Aktivitäten ein enthusiastisches und engagiertes Publikum. Der Patient, der beim ersten Zusammentreffen häufig notleidend und funktionsunfähig ist, wird nunmehr in einem anderen, helleren Licht gesehen.

Dem Patienten in einer Situation begegnen, welche die gewöhnliche Asymmetrie der Personal-Patient-Intervention aufhebt, trägt sehr dazu bei, daß er als ganzheitlicher Mensch erscheint. Umgekehrt wird die so veränderte Sichtweise des Personals dem Patienten schwerlich verborgen bleiben; sie geht auf subtile Weise in ein positiveres Selbstbild des Patienten mit ein.

Ich halte es für wichtig, daß sowohl die Patienten als auch die Mitarbeiter diese Bestrebungen als Formen therapeutischer Arbeit erkennen. Das ist nicht immer der Fall, zumal bei solchen Mitgliedern des Programms, deren Berufsrollensozialisierung in einer Situation stattfand, wo Beschäftigungen wie Kunsthandwerken als „Zeitvertreib" und als bar jeglicher therapeutischer Relevanz eingestuft wurden.

Lebensqualität

Während die Psychiatrie in Hülle und Fülle Theorien der Pathologie anbietet, wird einer umfassenden Beschreibung emotionaler Gesundheit und psychischen Wohlbefindens weit weniger Aufmerksamkeit gezollt. Therapeutische Bemühungen sind in erster Linie darauf gerichtet, Symptome zu behandeln und Funktionen wiederherzustellen, um vielleicht allenfalls in ein paar Fällen, wo der Ehrgeiz besonders groß ist, auf eine Neuformung der Pesönlichkeit abzuzielen.

Es wäre jedoch sicherlich von Nutzen, wenn Therapieversuche von einer klaren Vorstellung geleitet würden, auf welche spezifischen Veränderungen es ankommt, und wenn sich eindeutig zeigen ließe, wie die Persönlichkeitsstruktur und das Alltagsleben des Patienten durch Behandlung verbessert werden. Ohne ein klares Konzept, was überhaupt für den Patienten verbesserte Lebensqualität ist, läßt sich schwer beurteilen, ob die Therapieziele tatsächlich erreicht werden. Außerdem ist es dann problematisch, die Vor- und Nachteile der Therapie gegeneinander abzuwägen. Manche psychiatrische Therapie nützt dem Patienten in einer bestimmten Hinsicht, verringert dafür aber die Lebensqualität in einer anderen. Solange man weder eine genaue Vorstellung von den möglichen Folgen einer Therapie hat, noch die Prioritäten der Patienten kennt, wird es kaum machbar sein, Therapienutzen und Therapierisiko ins Verhältnis zu setzen.

Das soll nicht heißen, daß die Ziele bestimmter Behandlungsversuche nicht formuliert worden sind. Freilich waren die Angaben meistens zu generell oder zu restriktiv, um Nutzen zu bringen. Das Ziel der Psychoanalyse vom Standpunkt des Patienten aus wurde von ihrem Begründer kurz und bündig definiert als „Lieben und Arbeiten". Ein solches Ziel liefert aber kaum die Richtlinien für so langfristige Therapiebemühungen, wie sie für das in diesem Buch dargelegte Programm bezeichnend sind. Das High-Point-Programm ist vor allem auf psychisch stark behinderte Jugendliche und junge Erwachsene ausgerichtet, die in der Geschichte ihrer persönlichen Beziehungen fast nur auf Schwierigkeiten verweisen können, die den größten Teil ihres Lebens in den wesentlichen sozialen Systemen (darunter Familie, Arbeit, Schule, soziale Beziehungen, Beziehungen zu Altersgenossen) nicht zurechtgekommen sind und die häufig eine ganze Reihe schwerer „psychiatrischer" Symptome zeigen.

Prioritäten in Hinsicht auf eine Bessereung

Bei den meisten Patienten in High Point hat die Qualität des Alltagslebens vor der Hospitalisierung in wesentlichen Punkten sehr zu wünschen übrig gelassen. Folglich ist die Verbesserung der Lebensqualität der Patienten ein Ziel, das für alle Aspekte des Behandlungsprogramms gilt. Das therapeutische Programm geht von einigen spezifischen Annahmen aus, die sich alle um die Frage drehen, in welcher Hinsicht und auf welche Weise das Alltagsleben der Patienten zu verbessern sei.

Diese Annahmen beruhen auf klinischen Erfahrungen und Urteilen, denn es gibt nur wenige systematische Studien, die sich einigermaßen eingehend mit der Lebensqualität von stark behinderten jungen Schizophrenen befaßt haben. Welche menschlichen und interpersonalen Erfahrungen sind für sie wichtig und bedeutsam? Wo setzen sie ihre Werteprioritäten? Welche Merkmale der sozialen und der räumlichen Umgebung werden von ihnen geschätzt, als zufriedenstellend empfunden oder gesucht? In Ermangelung systematisch gewonnener Information zur Frage der Lebensqualität liefert die klinische Erfahrung immerhin Anhaltspunkte dafür, was solchen Patienten als Bedingung ihres Wohlbefinden gilt.

Das High-Point-Programm ist dem Ziel verpflichtet, jeden Patienten dahin zu bringen, daß er „ein Wertsystem, mit dem er sich identifizieren kann und das dauerhaft, doch modifizierbar und im Einklang mit seinem Selbstbild ist,"[1] für sich findet.

Bei einer speziellen Befragung von Patienten, die über 6 Monate an dem Programm teilgenommen hatten und zum Zeitpunkt der Studie der Gruppe III angehörten (und somit in der letzten Phase des Behandlungsprogramms waren), wurden in Hinsicht auf Lebensqualität die folgenden Merkmale als wesentlich eingeschätzt:[2]

- anderen vertrauen und selbst Vertrauen genießen;
- den Respekt der Mitpatienten und der Mitarbeiter haben;
- relativ frei von Angst sein und sich körperlich wohlfühlen;
- den anderen eine Stütze und Hilfe sein;
- seine Versprechungen einlösen und andere ebenfalls dazu motivieren;
- zuversichtlich in die Zukunft blicken;
- an einem angenehmen Ort leben.

Patienten, die der Struktur und dem Wertsystem des High-Point-Therapieprogramms 6 Monate oder länger ausgesetzt waren und nach den Kriterien des Programms echte Fortschritte hatten erkennen lassen, scheinen ihre Priorität in erster

Linie auf zwischenmenschliche, auf Beziehungswerte zu setzen: auf Vertrauenswürdigkeit, Vertrauen, gegenseitige Rücksichtnahme und Zusammenarbeit. Diese
Ergebnisse, wenn auch nur von einer Patientengruppe, deuten darauf hin, daß das
High-Point-Programm einen Klinikprogrammkontext konstituiert analog den fa-
milientherapeutischen Beziehungssituationen eines Ivan Nagy, aus denen die Familienangehörigen die Lehre ziehen, daß „die Schlüsseldynamik von Beziehur.-
gen das wohlverdiente Vertrauen" und „die gleichzeitige multilaterale Betrachtung von mehr als einem Menschen" ist.[3]

Natürlich ist es durchaus möglich, daß die Patienten sich nicht wirklich mit
diesen Ansichten identifizieren, sondern sich in der Interviewsituation nur deswegen dazu bekennen, weil sie die Instruktionen, Erwartungen und Werte des Programms genau kennen. Andererseits könnte man, falls die Verbindlichkeit von Beziehungswerten für einen Patienten, wenn auch nicht in allen Fällen, durch
Verhaltensbeobachtungen bestätigt wird, ebenso argumentieren, daß der Patient
sich zwar in Einklang mit den Erwartungen verhält, ohne jedoch die entsprechenden Werte wirklich verinnerlicht zu haben. Aber so zu handeln, *als ob* man bestimmte Kriterien für das soziale Beziehungsspiel tatsächlich übernommen hätte,
ist für den Betreffenden eine beträchtliche Erweiterung seines Verhaltensreper-
toirs. Allein darin zeigte sich schon ein erheblicher Einfluß des Programmkontex-
tes auf die Ideologie und das Verhalten des Patienten.

Die Patienten scheinen sich jedoch kaum mit konventionellen Werten wie „viel
Geld verdienen" oder „täglich arbeiten" zu identifizieren oder identifizieren zu
wollen. Die Entwicklung von Kompetenz und die Bereitschaft zu organisiertem
Einsatz, zwei bereits früher erwähnte Prioritäten therapeutischer Arbeit, nehmen
im Wertsystem der Patienten keineswegs denselben bevorzugten Platz ein. Auch
so individuelle Interessen und Sinnesfreuden wie Musikgenuß, gutes Essen und
heitere Belustigung werden von dieser Patientengruppe weniger geschätzt: ein
Befund, der gut zu der Anhedonie psychisch schwer gestörter Patienten paßt.

Da wir indessen alle „ansonsten menschlicher" sind, ist anzunehmen, daß die
Patienten, zumindest bis zu einem gewissen Grad, genau die gleichen Erfahrungen, Transaktionen und Situationen suchen, wie sie von denen begehrt werden,
deren Biographie etwas glücklicher verlaufen ist.

Bei der Beschreibung des High-Point-Klinikbetriebs und der dahinterstehen-
den Philosophie berichtete Gralnick von einer Anzahl von Beobachtungen, die er
im Laufe der Jahre über die „humanisierende" Wirkung des therapeutischen
Umfelds an seiner Klinik gemacht hatte. Er macht einen Unterschied zwischen
„normal" und „menschlich" und ist auf der Suche nach einem „klinischen Weg"
zu einer Humanisierung der Patienten. Das führt sogleich zur Frage, welche Pro-
grammelemente für den vermuteten Humanisierungsprozeß tatsächlich von Bedeutung sind.

Diese gesamte Fragestellung deckt sich mit dem Anliegen mancher Philosophen und Soziologen, denen es darum geht, „das prototypische menschliche
Gebaren ... und die ständig wiederkehrenden Handlungen und Erfahrungen, die

einen wesentlichen Aspekt der menschlichen Existenz ausmachen ..." zu identifizieren.

Patientenbetreuung

Der Prozeß der Betreuung setzt Fachkenntnis und Zuwendung voraus: „Um jemanden fürsorgerisch zu betreuen, muß ich in der Lage sein, ihn und seine Welt so zu verstehen, als ob ich ein Teil davon wäre. Ich muß also seine Welt gewissermaßen auch mit seinen Augen sehen können..."[5] Zum Betreuungsprozeß gehören mindestens zwei Aspekte des in High Point geleisteten therapeutischen Einsatzes, nämlich die Zuwendungs- und die Informationsarbeit. Man wird sich an die Grundauffassung der Mitarbeiter erinnern, daß es keine unwichtigen Details gebe. Alles, was den Patienten angeht, geht auch die Betreuer an. Bei seiner Fürsorge um den Patienten und nicht zuletzt eben dadurch „lehrt" das Personal diesen, selbst – für sich selbt – Fürsorge zu üben. „Einem anderen Menschen beim Erwachsenwerden behilflich sein, heißt ihm dazu verhelfen, zumindest dazu verhelfen, für etwas oder für jemanden außer sich selbst zu sorgen ... heißt ihn so weit bringen, für sich selbst zu sorgen und seinem Bedürfnis, für andere zu sorgen, freien Lauf zu lassen..."[6]

Ordnung

Für manche Religionssoziologen ist Ordnungssinn ein menschlicher Grundwesenszug. Jede Gesellschaft „repräsentiert eine Ordnung, eine protektive Sinnstruktur, die aus der Konfrontation mit dem Chaos entsteht..."[7] Ohne diese Ordnung ist sowohl die Gruppe als auch der einzelne dem Schrecken des Chaos ausgeliefert (den Emil Durkheim *Anomie* nannte – ein Zustand der „Ordnungslosigkeit").

Die Ordnung und Durchsichtigkeit der High-Point-Klinikstruktur wird überall an unserer Studie deutlich. Das unausgesetzte Beharren auf ein gemeinsames Verständnis der Regeln und Vorgehensweisen (immer ein Bergaufkampf) ist eine wesentliche Bedingung für den Bestand einer solchen Ordnung. Ohne Zweifel legt das Programm großen Wert auf Ordnung – wie auch hinlänglich belegt worden ist.

Hoffnung

Wenn man dem Philosophen Bloch glauben darf, läßt sich das Wesen des Menschen nur im Zusammenhang mit seiner unausrottbaren Neigung zur Hoffnung, zur Hoffnung auf die Zukunft, begreifen.

Einem anderen modernen Philosophen, Ludwig Wittgenstein, zufolge unterscheiden sich die Menschen schon deswegen von den Tieren, weil diese nicht imstande sind, so zu tun als ob, aufrichtig zu sein oder zu *hoffen*. Für Wittgenstein ist Hoffnung – als Verhalten und als Erleben – ein spezifisch menschlicher Zug, ganz anders als Hunger, hinter dem ein physiologischer Zustand steckt, den Menschen und Tiere gemein haben.

Berger schreibt, daß der Mensch existiert, indem er, in seinem Bewußtsein und in seinem Handeln, hinaus- und hinübergreift auf Künftiges, sein Sein gewissermaßen vorverlegt in die Zukunft. Und Hoffnung ist „ein entscheidender Aspekt dieser Zukunftsbezogenheit des Menschen ... Denn kraft seines Hoffens nur findet der Mensch einen Sinn in einer Welt des Leidens und des Elends."[8]

Hoffnungslosigkeit, Demoralisation – der Begriff wurde von Jerome Frank in die psychiatrische Terminologie eingeführt – findet sich häufig genug dort, wo körperliches und psychisches Leiden Fuß gefaßt haben. „In primitiven und nicht minder in zivilisierten Gesellschaften kann das Gefühl von Hoffnungslosigkeit in einer prekären Lage tatsächlich zur Desintegration bzw. zum Tod des Betroffenen führen oder diesen Prozeß beschleunigen."[9] „Schizophrene sagen oft, es gebe keine Hoffnung für sie" schreibt Otto Will.[10] Ein Leben voller Mißerfolge und Niederlagen festigt in den Kranken die Überzeugung, daß sie ihre Ziele auch in Zukunft nicht erreichen werden. Die therapeutische Aufgabe besteht also vor allem darin, die Moral der Patienten wiederherzustellen. Aber nicht nur als Voraussetzung für die Änderungsbereitschaft des Patienten ist es wichtig, ihm seine Hoffnung wiederzugeben, sondern auch als Bedingung für eine Änderung des Verhaltens und der Reaktionen anderer gegenüber diesem Patienten. Freilich wird sich der Patient in einigen wesentlichen Punkten immer von diesen anderen unterscheiden: er erlebt die Welt auf gänzlich andere Weise.

Die Philosophie der High-Point-Klinik ist eine Philosopie der Hoffnung: darauf nämlich, daß das Programm mit der Zeit eine Veränderung bewirkt und Symptome und Beschwerden vermindert. So werden in der Tat auch Patienten aufgenommen, für die es in anderen Programmen „keine Hoffnung mehr" gibt.

Viele Aspekte des Programms tragen zu dieser „Zukunftsbezogenheit" bei. Dazu gehört z. B. auch, daß die Patienten nach kleinen Verhaltensänderungen und Besserungen in eine Gruppe mit größeren Privilegien kommen, deren Aktivitätsspektrum um einiges erweitert ist.

Wenn man in der Vermittlung von Hoffnung eine wesentliche Aufgabe des Programms sieht, so ergeben sich für dieses einige unmißverständliche Konsequenzen.

Beispielsweise muß das Krankheits- bzw. Funktionsstörungsmodell so angelegt sein, daß es Raum für Hoffnung läßt (also kein eigentliches „Heilungs"-Modell, sondern eines, dem es darum geht, wie man „mit der Krankheit leben, mit der Behinderung umgehen" kann). Die Ziele müssen so gesteckt sein, daß sie erreichbar sind. Jeder geringfügige Kompetenz- oder Funktionszuwachs ist per definitionem ein Fortschritt, der Hoffnung rechtfertigt. Die Mitarbeiter müssen sich mit diesem Hoffnungsprinzip identifizieren, es zu ihrem Prinzip machen. Persönliche Notlagen und private Sorgen dürfen die Mitarbeiter nicht davon abhalten, den Patienten Hoffnung zu vermitteln.

Spiel, Spaß und Humor

Man wird nicht müde, diese drei Lebensqualitäten als spezifisch menschlich hervorzuheben.

„Spielen schafft eine eigene Kommunikationswelt mit besonderen Regeln, welche ... die Regeln und allgemeinen Voraussetzungen der ‚ernsten' Welt außer Kraft setzen." Die Soziologen sehen im „Spiel" eine wichtige Phase im Entwicklungsprozeß. Obgleich auch Tiere spielerisches Verhalten zeigen, ist die Mitwirkung am Spiel in seinen einfachen oder komplexen Versionen, nach Huizinga eine Grunderfahrung des Menschen. Gerade im Spiel entdeckt das Kind, daß es unterschiedliche Regeln und Prinzipien gibt, die in jeweils bestimmten Situationen gelten, daß man in die Rolle eines „anderen" schlüpfen kann und daß das gleiche Verhalten in einer Situation bestraft, in einer anderen gutgeheißen wird. Es ist wichtig, daß man eingeweiht wird in die „‚als-ob- bzw. ‚Spiel'-Qualität interaktionaler Begegnungen. Deuterolernen wird begünstigt, wenn verschiedene interaktionale Verhaltensweisen ‚ausprobiert werden können, um zu sehen, ob sie passen', und die Interaktionspartner ohne Verpflichtung die Konsequenzen prüfen und die Regeln in Frage stellen können, die sich aus dem Verhalten ergeben bzw. diesem zugrunde liegen."[12]

In vielen Fällen ist der Zweck des Spielens einfach das Erleben von Freude. „Im Spiel wird die Realität unseres unvermeidlich in den Tod mündenden Lebens vorübergehend aufgehoben oder zumindest in den Hintergrund gedrängt."[13] Vergnügtes Spielen macht frei und friedlich. Im Spiel bewahren sich die Erwachsenen Elemente ihrer Kindheit.

Der Sinn fürs Komische ist schließlich ebenfalls ein ausgesprochen menschliches Phänomen. In einer eher ernsten Formulierung meint Berger: „Im Komischen spiegelt sich die Unfreiheit des menschlichen Geistes in der Welt."[14] Erst kürzlich hat Norman Cousins uns wieder an die heilsame Funktion des Lachens erinnert.

Diesen Aspekten der menschlichen Existenz in einem stationären psychiatrischen Behandlungsprogramm verstärkt Rechnung zu tragen, ist vielleicht am schwierigsten zu bewerkstelligen. In der Arbeit der High-Point-Mitarbeiter hatten die drei Qualitäten: Spiel, Spaß und Humor jedenfalls keine Priorität zu anderen Programminhalten. Zum einen haben viele Patienten Schwierigkeiten, überhaupt

Vergnügen oder Spaß zu empfinden und am Komischen Gefallen zu finden. Zum anderen machen es die Verantwortung und der Ernst der therapeutischen Arbeit den Mitarbeitern schwer, auf diese bei oberflächlicher Betrachtung zunächst trivial erscheinenden Aspekte im Leben der Patienten gesondert und verstärkt einzugehen. Ich war jedoch beeindruckt, daß so viele Ärzte und Schwestern bei ihren inoffiziellen Kontakten mit den Patienten eine „leichte Hand" bewiesen und viel Ausgelassenheit an den Tag legten – bei solchen, die ihr Berufsleben der Arbeit mit jungen Menschen verschreiben, durchaus ein willkommener Zug.

Zuweilen gelingt es Patienten unter der Führung von Künstlern und Kunsthandwerkern, welche selbst einen Sinn fürs Spielerische, Vergnügliche und Komische haben, aus sich herauszugehen und, indem sie im Spiel, auf der Bühne und bei musikalischen oder anderen künstlerischen Aufführungen eine andere Identität annehmen, Wesenszüge zu zeigen, die ihrer sonstigen so verletzlichen und beeinträchtigten Persönlichkeit geradezu entgegengesetzt sind.

Teil IV. Theoretische Fragen

9 Konflikte durch Wertprioritäten

Wertsysteme

Bekanntlich sind in den letzten Jahren Wert- und Moralfragen bei der Behandlung und Fürsorge geistig behinderter Patienten ein Gegenstand beträchtlicher und hitziger Kontroversen geworden. Dieser Stand der Dinge ist, wie der Philosoph McIntire darlegt, z. T. auf die Auflösung des moralischen Konsens und der traditionallen Autorität in unserer Gesellschaft und auf das Festhalten an den verschiedensten moralischen Positionen, die ganz unterschiedlichen historischen Traditionen und Zusammenhängen entstammen, zurückzuführen. Manche dieser Konflikte (wie etwa die aus den Problemkreisen der Abtreibung bzw. der Sterbehilfe) sind an dieser Stelle wohl nicht zu lösen – insofern „unvereinbare Prämissen aufeinanderstoßen".[1]

Vielleicht gehört der Wertkonflikt im Zusammenhang mit psychiatrischen Maßnahmen zum Schutze der Patienten vor sich selbst in diese Kategorie. Besonderen Wertkonflikten sehen sich auch all jene gegenüber, denen die Fürsorge geistig behinderter Patienten in einer medizinischen oder psychiatrischen Behandlungssituation obliegt. Die ethische Tradition, der unser Handeln verpflichtet ist, und ohne Zweifel auch unser Rechtssystem, unterstreichen in der Hauptsache die Rechte des einzelnen und übersehen dabei die Interdependenzen zwischen den Menschen in der Familie und der Gemeinschaft. Bislang haben wir noch kein ethisches System entwickelt, das eine solche gegenseitige Verbindlichkeit und Verantwortlichkeit anerkennt. Einer Beziehungsethik noch am nächsten kommt in der Psychotherapie Ivan Boszormenyi-Nagy, der feststellt: „Das entscheidende dynamische Moment von Beziehungen ist verdientes Vertrauen. Wer sich an dem Konzept des verdienten Vertrauens orientiert, eröffnet sich grundlegend neue Therapieperspektiven: durch die gleichzeitige multilaterale In-den-Blick-Nahme von mehreren Menschen."[2]

Ich habe vor, die Wertproblematik im Zusammenhang mit Psychiatrieprogrammen am Beispiel des High-Point-Klinikprogramms zu erörtern, in dem Wertfragen ja ausdrücklich thematisiert werden und es sich eingebürgert hat, seine Prioritäten offen auszusprechen, auch wenn diese sich von denen anderer psychiatrischer Kliniken unterscheiden oder gar damit kollidieren.

Vielleicht nachdrücklicher als es in anderen psychiatrischen Kliniken und therapeutischen Gemeinschaften, mit denen ich mich beschäftigt habe, der Fall ist, hat dieses Programm von Anfang an darauf Wert gelegt, unmißverständlich klarzustellen, was für ein besonderes Wertsystem und welche Wertmaßstäbe es seinen Patienten nahezubringen versucht.

Gralnick schrieb in diesem Zusammenhang: „Eine Klinikgemeinschaft findet wie jede andere soziale Gruppe zuletzt ihr eigenes Wertsystem. Die unverhohlene Anwendung dieses Systems als einer Hilfe für den Patienten bei der Überprüfung seiner Wertbegriffe, die möglicherweise ja zu seiner Krankheit beitragen, ist ein weiteres Kennzeichen der therapeutischen Gemeinschaft. Dem Patienten wird dadurch die Wahl eines Wertsystems erleichtert."[3]

Da die High-Point-Klinik mit ihrem Interesse an Wertfragen einen ziemlich einzigartigen Platz unter den psychiatrischen Institutionen einnimmt, richteten wir in unserer Studie das Augenmerk auf das High-Point-Wertsystem und dessen Vermittlung.

Wie alle psychiatrischen Behandlungsprogramme befindet sich auch dieses Programm hinsichtlich seiner Wertbegriffe in einer Konfliktsituation, die mit bestimmten Aspekten der psychiatrisch-therapeutischen Praxis und vielleicht auch mit „falschen" Prämissen zusammenhängt.

Wie schon früher erwähnt wird Therapie, die ja letztlich auch nur eine Form von menschlichem Verhalten darstellt, von dem gleichen gemeinsamen Verständnis geleitet wie – tief verwurzelt in der Ethik unseres Kulturkreises – im Idealfall menschliche Beziehungen und menschliches Verhalten überhaupt. Der Ethiker Ramsey von Yale stellt ohne Umschweife fest: „Die moralische Forderung an die Arzt-Patient-Beziehung ... ist nur ein Sonderfall der moralischen Forderungen, die an jede Beziehung ... zwischen Menschen gestellt sind."[4]

Im Programm der High-Point-Klinik findet eben diese Grundhaltung ihren Niederschlag. Die Mitglieder der Klinikgemeinschaft, Ärzte, Schwestern, das übrige Personal und die Patienten behandeln sich gegenseitig mit Fairneß und Respekt, und die Würde jedes einzelnen ist, ganz unabhängig vom beruflichen Status oder vom psychiatrischen Gesundheitszustand, zu jeder Zeit ein Grundanliegen.

Allerdings weichen einige der in High Point allmählich entwickelten Wertmaßstäbe von dem ab, was den Moralphilosophen und Medizinethikern geläufig ist. Solche Unterschiede in der Gewichtung konstituieren durchaus einen Wertekonflikt, wie aus unserem Beispiel zu ersehen ist.

Autonomie und Wahlfreiheit

So betrifft ein wesentlicher Gewichtungsunterschied zwischen dem High-Point- und anderen therapeutischen Gemeinschaftsprogrammen die geringe Priorität, welche die High-Point-Philosophie und demgemäß auch das High-Point-Programm in Hinsicht auf den Patienten solchen Wertbegriffen wie Autonomie, Wahlfreiheit und Selbstbestimmung einräumt.

In einer weithin zitierten Aussage über Freiheit stellt John Stuart Mill fest: „Einzig und allein zum Zwecke der Selbstverteidigung dürfen die Menschen, einzeln oder in der Gruppe, mit jemandes anderen Handlungsfreiheit interferieren. Über ein Mitglied des zivilisierten Gemeinwesens darf nur insofern gegen seinen Willen Macht ausgeübt werden, als dadurch von anderen Schaden abgewendet wird. Die Sorge um sein eigenes Wohl, ob körperlich oder moralisch, gibt noch keine Berechtigung...“[5]

Man hat argumentiert, daß manche Formen psychischer Not und Krankheit den Entzug ebensolcher Freiheiten in sich schließen. Idealerweise ist das Ziel stationärer Aufnahme und Bedeutung die Wiederherstellung dieser Freiheiten. Auf keinen Fall läßt sich daraus aber das Recht ableiten, dem Patienten das verbliebene Maß an Freiheit weiter zu beschneiden.

Autonomie ist definiert als das moralische Recht des Menschen, zu wählen, was er tun will und nach seiner eigenen Façon zu leben. Jonsen führt aus: „.... die Präferenzen des Patienten sind ethisch bedeutsam, weil sie die Werte der Selbstbestimmung und Autonomie herausstreichen, die im ethischen Denken unserer Kultur tief verwurzelt sind...“[6]

Die Fähigkeit des Patienten, selbständig zu handeln und sich seine Wahlfreiheit zu bewahren, wird durch seinen Status in der Institution, durch seine Krankheit und durch das Ausmaß seiner Behinderung eingeschränkt.

Im Gegensatz zu anderen offenen therapeutischen Gemeinschaften werden in der High-Point-Klinik zu Beginn des Behandlungsprogramms die Präferenzen des Patienten im alltäglichen Lebensvollzug wenig berücksichtigt. Außer für einige spezielle Unternehmungen ist die Bewegungsfreiheit des Patienten auf ein Stockwerk der Klinik beschränkt, wobei auch der zeitliche Ablauf von vorneherein festgelegt ist.

Hieraus läßt sich ersehen, daß das High-Point-Programm von dem für andere therapeutische Gemeinschaften bezeichnenden Nachdruck auf Wahlfreiheit des Patienten Abstand nimmt, weil es darin einen funktionellen Abtrag sieht. Bei Gralnick liest sich das so: „Alles, was das Leben leichter und angenehmer macht und dem Patienten mehr ‚Freiheit‘ einräumt, gilt als Markenzeichen einer therapeutischen Gemeinschaft. Wo immer der Patient keinen Grund zur Klage mehr hat, ist eine therapeutische Gemeinschaft. Insbesondere wird alles, was einem ‚humanen Denkansatz‘ gerecht wird, für therapeutisch gehalten. Ebenso wird das als therapeutisch dargestellt, was dem Patienten Status verleiht und ihm eine gleichberechtigte Rolle zuweist, zumal wenn ihm dabei zugestanden wird, sich für die Belange der Klinik einzusetzen...“[7]

Die Normen und Richtlinien des High-Point-Programms sind als Korrektur gedacht für die übertrieben empfundene Hervorhebung der Freiheit des einzelnen auf Kosten der anderen, der Gruppe, der Gemeinschaft. Gralnick faßt seine eigene Werthaltung wie folgt zusammen: „Nach meinen Wertvorstellungen sollten die Menschen auf andere Rücksicht nehmen und eher an diese als an sich selbst denken. Ein solches Wertsystem mag dem in unserer Kultur allgemein verbindlichen zuwiderlaufen, wo zuallererst der einzelne kommt und demzufolge man in erster Linie an sich selbst denken, sich behaupten, sich beschützen soll und auch aggressiv sein darf, und dann ist erst der andere am Zuge. Ich habe da eine andere Meinung. Ohne den Mitmenschen gibt es keine Humanität... Man ist dem anderen etwas schuldig, man muß Rücksicht nehmen. Umgekehrt schuldet dir auch der andere etwas. Doch der andere kommt prinzipiell zuerst...“[8]

Die relative Beeinträchtigung der Autonomie und Selbstbestimmung des Patienten während seines Aufenthalts in High Point ist nicht als Strafe aufzufassen, sondern vielmehr als Erfahrungskorrektiv und als Teil eines generellen Schemas, bei dem der Schwerpunkt auf der Vermittlung einer Beziehungsethik liegt. Die Voraussetzungen einer solchen Beziehungsethik werden, wie bereits festgestellt, gegenwärtig von dem Psychiater und Familientherapeut Ivan Boszormenyi-Nagy formuliert, der uns erklärt: „Ich beabsichtige nicht, eine Wertethik vorzuschlagen ... die Wissenschaft von Recht und Unrecht ... sondern eine, die geradeheraus feststellt, was zu den grundlegenden Triebkräften menschlicher Beziehungen gehört. Es handelt sich um die Ethik gegenseitiger Rücksichtnahme, um das Farineß-Gleichgewicht, das sich einstellt, wenn dein und mein Überleben gleichzeitig in die Überlegung mit eingehen.“[9]

Wie Gralnick geht auch Nagy davon aus, daß der Wert der Autonomie begrenzt ist. So erklärte Nagy vor kurzem in einer Konferenz, daß das Prinzip der Autonomie keinen Leitfaden für die Eltern-Kind-Beziehung abgebe. Selbst wenn die Eltern die Integrität und die Freiheit des Kindes respektierten, werde und könne er es nicht dulden, falls das Kind den Entschluß faßte, aus dem Fenster zu springen oder irgendeinen anderen selbstzerstörerischen Akt zu begehen. „Offenbar funktioniert in einer Eltern-Kind-Situation das Autonomieprinzip nicht. Eine Einmischung seitens der Eltern ist unvermeidlich, wie immer man diese rechtfertigen mag: in seiner Eigenschaft als Erzeuger ... aus elterlicher Verantwortung, aus einem Führungsanspruch heraus oder aus erzieherischen Gründen.“[10]

Ebenfalls in Einklang mit Gralnicks Position ist der umfassendere Autonomiebegriff des Philosophen Mayeroff: „Autonomie bedeutet nicht, abgekapselt zu leben und ‚frei wie ein Vogel‘ zu sein. Vielmehr bin ich autonom aufgrund meiner Hingabe an andere und meiner Abhängigkeit von anderen, vorausgesetzt es handelt sich um die Art Abhängigkeit, die sowohl mich als auch meine Gegenüber befreit.“[11]

Das Prinzip der doppelten Wirkung

In der Medizinethik stößt man seit kurzem auf eine bislang noch umstrittene These, die als das Prinzip der „Doppelwirkung“ bekannt geworden ist. Möglicherweise trägt dieses Postulat zur Klärung der begrifflichen Situation mit den früher erörterten divergierenden Autonomiebegriffen bei. Das Prinzip der „Doppelwirkung“ besagt, daß bestimmte therapeutische Maßnahmen mehr als eine Wirkung zeitigen, die untrennbar miteinander verbunden sind. Eine Wirkung ist vom Arzt oder Therapeuten so intendiert und ethisch unbedenklich, die andere Wirkung ist nicht beabsichtigt und ethisch fragwürdig. Die Befürworter des Postulats von der „doppelten Wirkung" machen geltend, daß unter bestimmten Bedingungen die ethisch unbedenkliche Wirkung den damit unvermeidlich einhergehenden ethisch fragwürdigen Nebeneffekt rechtfertige.[12]

Dieses Prinzip aus der medizinischen Therapeutik ist zwar bisher auf psychiatrische Behandlungssituationen noch nicht angewandt worden, aber es gibt keinen Grund, warum es nicht anwendbar sein sollte. In High Point wird der Autonomieverlust des Patienten im Interesse der therapeutischen Arbeit in Kauf genommen – um die Werterziehung voranzutreiben. Im Verlauf dieser Therapie bleiben traditionelle Werte auf der Strecke. Sich in solchen Situationen des Prinzips der Doppelwirkung zu erinnern, könnte zur Lösung der Konfliktlage führen und für eine „Beziehungsethik" anstelle einer Individualethik sprechen.

Funktionelle und dysfunktionelle Wertbegriffe und die Toleranz gegenüber Normabweichungen

Die Helfer auf dem Sektor der seelischen Gesundheit fungieren oft als Richter über die verschiedenen Normalitätsbegriffe. Die Auffassung, was normal und was abnormal sei, ist jeweils in den Wertsystemen der sozialen Gruppen verankert, denen die Therapeuten, die Pfleger, die Schwestern und die anderen Angehörigen der Helferberufe zugehörig sind, oder ist Teil der Berufsideologie, die den Ärzten, Schwestern oder Sozialarbeitern eingeschärft wird.

Es besteht die „Gefahr, daß der Psychiater (oder sonstige professionelle Helfer auf diesem Sektor) die wandelbaren, von Menschen geschaffenen Maßstäbe der Gesellschaft, in der er lebt, für ewige Werte nimmt, denen er und seine Patienten entsprechen müssen."[13]

Interventionen, die nicht selten potentiell schädlich sind, können erfolgen, um Patienten normaler „erscheinen" zu lassen oder ihnen den Anstrich der Konformität zu geben in Hinsicht auf einen zeit- und kontextabhängigen Begriff von normalem bzw. abnormem Verhalten.

Freilich gibt es keine Heilung für Normabweichungen im Verhalten, in der Erfahrung und in den Einstellungen des Menschen. Die ganze Menschheitsgeschichte hindurch verhielten sich immer wieder Menschen auf eine Weise, die den anderen bizarr und fremdartig erschien. Oft wurden solche Menschen akzeptiert, auch wenn sie als exzentrisch oder besessen galten. Häufiger noch wurden sie aber ihres abweichenden Verhaltens wegen schwer mißhandelt.

Patienten, die sich bizarr aufführen, die offensichtlich dem Personal ganz unvertraute Erlebnisse haben oder die durch ihr absonderliches Benehmen dem Personal und auch anderen Ungelegenheiten bereiten, sollten *nicht* aus diesem Grund einschneidenderen und potentiell schädlicheren Behandlungsformen ausgesetzt werden (wie etwa einer Erhöhung der Arzneimitteldosis). Doch kann das Verhalten der Patienten das Wertsystem der Mitarbeiter gefährden und wird deshalb als „Verschlimmerung" der Krankheit umgedeutet.

Diese Überlegungen liegen einem *Prinzip der geringsten Kraft* zugrunde. In der Jurisprudenz ist man mit diesem Begriff vertraut, da er sich auf die Arbeit der Polizei beim Umgang mit sozialen Störfällen und bei der Wiederherstellung der öffentlichen Ordnung bezieht. Auch hier gibt es keine festen, unverrückbaren Regeln dafür, was unter übermäßigem Kraftaufwand zu verstehen sei, wenngleich sich unter vernünftigen Menschen eine gewisse Übereinstimmung durchaus erzielen läßt. Wenn z. B. ein protestierender Student bei einem Polizeieinsatz wegen Schreiens oder Blockierens des Weges eine körperliche Verletzung erleidet, so könnte das als übertriebene Machtausübung der Polizei ausgelegt werden. Polizeiliche Maßnahmen werden vor Gericht nur dann gutgeheißen, wenn dadurch eindeutig Schaden abgewendet wird; keinesfalls sind sie in Vergeltungsabsicht gerechtfertigt.

Potentiell schädliche Interventionen zum Zwecke der Ruhigstellung und nicht der Therapie (wie etwa Neuroleptika in hoher Dosierung) sind nur aus sozialen Gründen zulässig, wenn also das Verhalten eines Patienten das körperliche Wohl von Mitarbeitern und anderen Patienten oder auch sein eigenes nachweislich gefährdet. „Beispielsweise hängt die Genesung schizophrener und schizoider Patienten davon ab, inwieweit der Psychotherapeut (oder ein anderer psychiatrischer Helfer) sich von Konventionen und Vorurteilen freimachen kann. Man kann und sollte von diesen Patienten nicht verlangen, daß sie sich zu einer konventionellen Anpassung an die üblichen Anforderungen unserer Kultur bewegen lassen ... Der Psychiater sollte sich bei der Behandlung schizoider Patienten zufrieden geben, wenn diese imstande sind, sich ihre Quellen der Befriedigung und der Sicherheit, welche ihnen am Herzen liegen, selber zu suchen..."[14]

Um es noch einmal zu sagen: unvermutet auftretende seltsame und bizarre Verhaltensweisen geben an und für sich noch nicht die Berechtigung, potentiell schädliche chemische Therapiemethoden einzusetzen.

10 Mechanismen sozialer Systeme

Komplementarität

Sowohl die Homöostase – als auch die Feedbacktheorie sind für das Verständnis bestimmter Wesenszüge des High-Point-Klinikprogramms von Bedeutung. Für die Erörterung seiner Systemeigenschaften mag eine kurze Darstellung der grundlegenden Systembegriffe von Nutzen sein.

Wenn in einem sozialen System etwas „schief läuft", kommt es zu einem Ungleichgewicht und einer Belastung des Systems, die natürlich nicht unbeachtet bleiben. Um das Gleichgewicht wiederherzustellen und die Mehrbelastung loszuwerden, müssen bestimmte Verhaltensprozesse in Gang kommen, die eben diese Wirkung hervorbringen. Jedes Mitglied eines sozialen Systems spielt daher eine wichtige Rolle bei der Erhaltung des Systems, doch kann der ungenügende Einsatz einer Person durch die anderen ausgeglichen werden, so daß die Interaktion bestehen bleibt.

Kliniksysteme funktionieren reibungslos, solange zwischen den Patienten und den Mitarbeitern hinsichtlich ihrer Erwartungen ein hohes Maß an Komplementarität gegeben ist. John Spiegel hat die Bedeutung der Komplementarität am deutlichsten unterstrichen:

Das Prinzip der Komplementarität ist insofern von größter Bedeutung, als die Harmonie und Stabilität von interpersonalen Beziehungen zum größten Teil davon abhängen. Da viele der Rollen, die jeder von uns spielt, völlig komplementär über kulturelle Signale in Szene gesetzt werden, entziehen sie sich leicht unserem Bewußtsein. Unser Rollenspiel läuft automatisch ab und es läuft gut ... Es gehört jedoch zur existenziellen Situation, daß ein hochdifferenziertes Gleichgewicht, wie es durch eine genaue Rollenkomplementarität zustande kommt, selten über längere Zeit durchgehalten werden kann. Früher oder später stellt sich eine Disharmonie ein. Die Komplementarität bricht zusammen, die Rollensysteme, welche interpersonale Beziehungen kennzeichnen, geraten aus dem Gleichgewicht...

Erfüllte Erwartungen vermitteln ein Gefühl der Befriedigung und verleihen dem Erlebten einen Anstrich von Gültigkeit. Das bedeutet jedoch nicht, daß unangemessene Forderungen der Patienten erfüllt werden müssen. Vielmehr lernen sowohl die Patienten als auch die Mitarbeiter, was man voneinander zu erwarten hat und was nicht, und daß eine Organisation erst dann gut funktioniert, wenn die Erwartungen ihrer Mitglieder bis zu einem gewissen Grad komplementär (und ähnlich) sind.

Mißerfolge hinsichtlich erforderlicher Verhaltensweisen, ein hohes Maß an Unzufriedenheit oder ständig unerfüllte Erwartungen können zu einer Überlastung der Organisation führen und ein vorübergehendes Ungleichgewicht nach sich ziehen. Für jede Beurteilung eines Organisationsbetriebs ist es wichtig, die Reibungsdauer bzw. den zeitlichen Abstand zwischen der Entstehung von Ungleichgewichten und dem Einsetzen korrektiver „Feedback"-Prozesse festzustellen. Oiganisationssysteme erreichen eine solche „Selbstkorrektur" durch einen entsprechenden Informationsfluß. Für eine wirksame „Selbstlenkung" muß eine Organisation wenigstens zwei Arten von Information erhalten: über ihre Mitglieder und über den Betrieb des Systems an sich.

Feedback

In High Point kontrollieren sich alle Mitglieder der Organisation gegenseitig, wobei das besondere Augenmerk den Patienten gilt und den Mitarbeitern, die mit der täglichen Betreuung der Patienten direkt beauftragt sind. Bestimmte Mitarbeiter überwachen das System als Ganzes und achten darauf, daß alles funktioniert. Personal und Patienten tragen zum Funktionieren des Systems bei, indem sie über die Veränderung wichtiger Parameter (destruktive Verhaltensweisen, unerfüllte Erwartungen, Normverletzungen oder übergroße Unzufriedenheit) sogleich Bericht erstatten. „Überbelastungen" der Organisation durch mangelnde oder fehlgelaufene Kommunikation, durch einen unvorhergesehenen Wechsel des Funktionsniveaus bei Mitarbeitern oder Patienten oder durch einen Aufschub fälliger Entscheidungen werden in der Regel rasch bemerkt. Um den nötigen Informationsfluß unter den Mitarbeitern zu gewährleisten, die Variabilität der Systemparameter zu verringern und die Ursachen von Systemüberbelastungen zu eliminieren, stehen eine ganze Reihe von Mechanismen zur Verfügung. In manchen Organisationen kann es zu einem Teufelskreis kommen, wenn sich die Abweichungen wichtiger Parameter verstärken (Abweichungsamplifizierung), bis zuletzt das System als Ganzes ernsthaft bedroht ist.

In High Point sind sich alle Mitarbeiter vollkommen darüber im klaren, daß das Programm einer psychiatrischen Klinik leicht in Unordnung geraten kann. Ein Mitarbeiter kommentiert:

... das System wird sofort erschüttert, wenn es im Team zu einem Konflikt kommt ... der ohne Verzug direkt zu den Patienten durchsickert. Man kann die Reaktion den Patienten sofort ansehen, sie reagieren sehr sensibel auf jede Veränderung in dieser „nicht greifbaren" Sphäre der therapeutischen Gemeinschaft ... Sie sind sehr empfindsam. Sie spüren es fast durch ihre Poren, wenn ein Konflikt oder eine Störung vorliegt. In solchen Situationen ist zu beobachten, wie die Patienten die Mitarbeiter gegeneinander ausspielen und die „Schauspielerei" und schwieriges Verhalten zunehmen. Der Schlüssel zur Lösung liegt darin, diesen Systemerschütterungen gegenüber wachsam zu sein und „die Struktur zu erhalten" (Gleichgewichtsanzeige).

Nachfolgend werden einige der Feedbackmechanismen dargestellt, die in die Organisation der High-Point-Klinik eingeschaltet sind und etwaigen Störungen der Komplementarität sofort entgegenwirken. Da ist zunächst, wie schon bemerkt, die Informationsarbeit als ein Faktor im Rollenverständnis aller High-Point-Mitarbeiter, und zwar in einem Umfang, wie er für einen psychiatrischen Rahmen vielleicht einmalig ist. Das Aufnehmen und Weitergeben von Informationen über den Klinikbetrieb und über Patienten wird durch die vielen formellen und inoffiziellen Anlässe begünstigt, wo Mitarbeiter miteinander und mit Patienten zusammentreffen. Nachmittags beim Schichtwechsel wird über jeden Patienten gesprochen, und jeder Patient wird zweimal am Tag zumindest kurz von einem Arzt gesehen. Ein- bis dreimal pro Woche nehmen die Patienten an einer Einzeltherapie, einmal an einer Gruppentherapie teil. Insgesamt 8 Stunden pro Woche entfallen auf Mitarbeiterbesprechungen, an denen alle behandelnden Ärzte, die Oberschwester, ein Sozialarbeiter und ein Beschäftigungstherapeut teilnehmen, und wo der Status jedes einzelnen Patienten erörtert wird. Dazu gehören auch die allmorgendlichen halbstündigen Besprechungen.

Darüber hinaus werden ungewöhnliche Vorkommnisse und schwierige Probleme in den meisten Fällen sofort in informellen Gesprächen im kleinen Personalspeisesaal erörtert, wo Ärzte, Schwestern, sonstige Psychiatriehelfer und andere Mitarbeiter täglich ihre Mahlzeiten einnehmen. Während die Ärzte mit Zustimmung des klinischen Direktors hier über Entscheidungen beraten, werden üblicherweise alle Mitarbeiter, unabhängig von ihrer Funktion oder ihrem Status, um Informationen gebeten. Die Mitarbeiter sind dazu gehalten, ihre Kenntnisse von der Befindlichkeit der Patienten und von Konfliktentwicklungen auf den Stationen einzubringen. Nimmt man zu diesen Besprechungen noch die unzähligen inoffiziellen Begegnungen beim Mittagessen, beim Kaffee und in den Gängen, so ist der schnelle Informtionsaustausch und damit die Früherkennung von Problemen nicht verwunderlich.

Da die Mitarbeiter ständig miteinander Kontakt halten, sind sie leicht in der Lage, Schwankungen ihrer Arbeitsleistung und ihrer Zufriedenheit gegenseitig zu erkennen. Die Entscheidungsfindung in High Point beruht immer auf einem Austausch von Ansichten der verschiedenen Gruppen von Mitarbeitern (die alle unterschiedliche Rollen und Funktionen innehaben), so daß Unterschiede in der Sicht- und Handlungsweise sehr rasch offenkundig werden. Bleiben solche Unterschiede bestehen, werden sie als Hinweis genommen, daß die Sozialisierung der Mitarbeiter auf das therapeutische bzw. Wertsystem der High-Point-Klinik nicht gelungen ist. Immerhin gibt man sich mit neuen Mitarbeitern, die aufgrund ihrer früheren beruflichen Ausbildung und Erfahrung hinsichtlich der Erwartungs- und Zielkomplementarität mit Schwierigkeiten rechnen müssen, beträchtliche Mühe.

Man ist darauf eingestellt, daß der Orientierungsprozeß bei neuen Mitarbeitern über Wochen und Monate geht. Zu dieser Erfahrung gemeinsamen Arbeitens, welche den neuen Kollegen für die spezielle Kultur und die Erwartungsstruktur in High Point sensibilisiert, kommen regelmäßige Rücksprachen mit den Oberärzten und dem Klinikdirektor, so daß der Betreffende hinsichtlich seiner Sozialisierung als Mitglied des Behandlungsteams ständiges Feedback erhält. Schwestern und psychiatrische Helfer nehmen während ihres Dienstes an Übungskursen teil, wo die Einzelheiten des Programms sorgfältig gesichtet werden. Den Mitarbeitern stehen eine Reihe von Artikeln und Monographien zur Verfügung, die das theoretische Gerüst des Programms darlegen und über die auch diskutiert wird. Unter den Schwestern und psychiatrischen Helfern sind immer wieder einige, die ihr Interesse an einem mehr formalen Unterricht in der psychiatrischen Theorie der Geisteskrankheiten bekunden. Es kennzeichnet die High-Point-Philosophie, wenn auf solche Bestrebungen nach einer abstrakteren Diskussion klinischer Probleme nicht eingegangen wird. Bei Mitarbeitern und Patienten liegt das Schwergewicht auf den Einzelheiten und auf der Qualität der alltäglichen Interaktionen. Eine Indoktrinierung mit bestimmten klinischen Theorien und Systemen liefe der allgemeinen Orientierung des Programms zuwider.

Kalibrierung

Die begriffliche Unterscheidung von Feedback und Kalibrierung verdanken wir Gregory Bateson. Bateson meinte im Hinblick auf Familieninteraktionsprozesse ursprünglich, menschliches Verhalten folge zwei Prinzipien, wobei einmal das eine und einmal das andere dominiere.

Bei Feedbackprozessen korrigieren die Betreffenden ihre Handlung nach Maßgabe von Informationen aus der sozialen oder nichtsozialen Umgebung, die darüber Aufschluß geben, ob ihre Handlung das gewünschte Ergebnis zeitigt.

Zum Beispiel werden beim Ski- oder Tenniskurs bestimmte Körperhaltungen und Bewegungen korrigiert, wenn man merkt, daß der erwünschte Effekt (korrekter Aufschlag, Vermeidung von Stürzen) nicht erzielt wird. Soziale Handlungen sind analog zu verstehen.

Ab einem bestimmten Punkt wird die Verhaltensreaktion jedoch automatisch und erfolgt unabhängig vom „Feedback": das Verhalten ist kalibriert. Der erfahrene Skifahrer oder Tennisspieler kontrolliert und taxiert sein Verhalten nicht mehr im Hinblick auf das Ziel. Die Handlungen laufen ersichtlich ohne Feedback ab.

Während die Kalibrierung von sozialem Verhalten funktionell und dysfunktionell sein kann, erweist sich das Konzept per se als nützlich für die Erklärung der Kontinuität von neuen Verhaltensweisen, auch wenn dabei adäquate reziproke Erwartungen und positives Feedback nicht mehr innerhalb von Interaktionssequenzen begriffen werden.

So gesehen ist soziales Lernen, das sich wie spielerisch in neuen Situationen kundtut, einer kalibrierten Reaktion vergleichbar. Mit dem Begriff der Kalibrierung läßt sich erklären, warum funktionelle, d. h. gesunde Verhaltensweisen auch noch nach der Rückkehr der Patienten in ihre alte Umgebung auftreten, obwohl sie dort nicht erwartet, nicht verstärkt und auch nicht erwidert werden. Umgekehrt gehen Patienten in eine therapeutische Situation oft mit einem Verhalten hinein, das auf ein „pathogenes" Umfeld kalibriert ist, so daß sie ihr dysfunktionelles Verhalten fortsetzen, obgleich es der Situation offensichtlich nicht gemäß ist. Wie jeder analytische Versuch hat auch die Unterscheidung zwischen „Feedback und Kalibrierung" weitere Prüfungen nötig.

11 Die Wirkungen des therapeutischen Kontextes

Deuterolernen

Das Wirkungsspektrum vieler sog. therapeutischer Gemeinschaften ist anscheinend enger als ursprünglich angenommen. Vielleicht hat man den generellen Charakter des Verhaltens, seine Übertragbarkeit von einer Situation in die andere – von einem Erfahrungsmodus in den anderen – allzu unkritisch als selbstverständlich vorausgesetzt.

Es ist daher notwendig zu überdenken, was einen echten therapeutischen Kontext von anderen sozialen Konstellationen und Lebensexperimenten mit einem therapeutischen Anspruch unterscheidet. Im allgemeinen ist man geneigt, die Wirksamkeit spezieller therapeutischer Situationen darin zu suchen, daß die in diesem Kontext erworbenen Erfahrungen den Patienten in anderen Lebenslagen zugute kämen. Mit anderen Worten: was der Patient in einem therapeutischen Kontext lernt, müßte sich auch auf andere Situationen übertragen lassen. Freilich sollte eine therapeutische Umgebung nicht nur das Lernen erleichtern, sondern auch das Deuterolernen (lernen, wie man lernt).

Generalisierung beim sozialen Lernen bedeutet, daß zwischen der Situation, auf welche generalisiert wird, und der ursprünglichen Lernsituation eine Ähnlichkeit besteht. Nur insofern Kontexte in irgendeiner Hinsicht ähnlich sind, kann eine Generalisierung vom einen auf den anderen stattfinden. Man vergleiche z. B. eine durchschnittliche Berufssituation mit einer offenen Gemeinschaft oder einer Encounter-Gruppe. Im Rahmen dieser beiden Gruppen kann jemand – kraft der Regeln, die in diesen Situationen gelten – sich völlig anders verhalten, als er es in einer Berufssituation tun würde. Vielleicht fällt dem Betreffenden dabei auch auf, daß seine Erfahrungen in diesen beiden Kontexten ihm in einem anderen sozialen Kontext wie eben der Berufssituation nur wenig nützen – weil die darin geltenden Regeln so unterschiedlich sind.

Die Interaktionsebenen

Zu jeder zwischenmenschlichen Erfahrung gehören fast notgedrungen bestimmte Lernvorgänge. Dieses Lernen spielt sich auf verschiedenen Ebenen ab, während sich parallel dazu der Interaktionsprozeß entfaltet.

Im einfachsten Fall liefert die Interaktion nicht viel mehr als konkrete Information. Auf der nächst höheren Ebene bringt sie eine Generalisierung erster Ordnung (das sind Kategorien). Beim Umgang mit anderen Menschen erfährt man nicht nur etwas über diese, sondern über alle, die einen ähnlichen Status haben und in einer ähnlichen Lage sind: man lernt in Kategorien. Das kann aber nur geschehen, wenn das Interaktionsfeld genügend differenziert ist. Dann aber lernt man eben, daß sich die allgemeine Kategorie „Mensch" in Unterkategorien aufsplittert (Männer, Frauen, Eltern, Therapeuten usw.). Das höchstmögliche Abstraktionsniveau bei einer zwischenmenschlichen Konstellation hat Bateson als Deuterolernen bezeichnet: lernen, wie man lernt. In einem echten therapeutischen Kontext versucht man, den Patienten nicht nur beizubringen, nach welchen Verhaltensprinzipien sie mit anderen Patienten und mit dem Personal zusammen in dem besagten Kontext leben können, sondern auch, wie solche Verhaltensprinzipien selbst zu lernen, wie die sozialen Fertigkeiten zu erwerben sind, die sie zum Erlernen der Voraussetzungen ganz allgemein für ein reibungsloses Funktionieren in „wirklichen" sozialen Systemen benötigen.

Es besteht ein begrifflicher Unterschied zwischen Kontexten, die eigens auf Generalisierbarkeit ausgerichtet sind, und solchen, die dafür bestimmt sind, neue oder andersartige Erfahrungen zu ermöglichen. Bei letzteren handelt es sich um ein Experimentieren mit neuen sozialen Konstellationen: man ist gerade darum bemüht, geeignete soziale Kontexte zu schaffen, die sich von den alten qualitativ unterscheiden. Es geht hier weniger um Situationen, die im eigentlichen Sinne „therapeutisch" sind.

Viele Experimente in therapeutischen Gemeinschaften fallen in diese Kategorie. Therapeuten, die Selbsterfahrungsgruppen und Sensitivitätstraining durchführen, bringen den Menschen in diese speziellen Situationen, um ihn dazu zu bewegen, seinen Gefühlen Ausdruck zu geben und sich auf irgendeine Weise darzustellen. Wer mit diesen Interaktionsformen konfrontiert wird, erfährt, so erwartet man, dadurch eine Veränderung und behält die neu gelernten Verhaltensmuster bei, wenn er in den früheren Kontext zurückkehrt.

Diese besonderen Kontexte sollten jedoch eher als Selbstzweck gesehen werden, denn als Brücken zum Beruf, zur Familie und zu anderen alltäglichen sozialen Situationen und Systemen. Man muß unterscheiden zwischen einem „therapeutischen" Kontext und anderen Situationen, in denen Deuterolernen möglicherweise zwar stattfindet, die aber nicht speziell dafür gedacht sind, diesen Erfahrungsaspekt zu unterstreichen. Gewiß gibt es Situationen, die dem Deuterolernen förderlicher sind als andere, aber dazu gehören nicht unbedingt die therapeutischen Gemeinschaften. Es ist eine Situation nötig, die mehr bringt als nur die bloße Assimilation von Erfahrung.

Ein System von Prinzipien

Wenn der therapeutische Kontext in High Point es den Patienten ermöglicht, zu lernen, wie man zu lernen hat, worauf bezieht sich dann die erlernte Lernfähigkeit? Nun, die Patienten lernen dort, daß das soziale Leben sich in einem System von Regeln und Normen abspielt und daß sie, wenn sie in verschiedenen Systemen zurechtkommen wollen, lediglich darauf achten müssen, was für Prinzipien jeweils gelten und wie ihnen Geltung verschafft wird. Des weiteren lernen die Patienten, daß diese Regeln und Normen verschiedene Parameter des sozialen Prozesses betreffen, daß so etwas wie ein normatives Verständnis von Verantwortung, Verpflichtung und gegenseitiger Rücksichtnahme vorhanden ist und daß die Entwicklung von persönlichen Beziehungen in Phasen abläuft. Die Patienten lernen auch, daß sich Probleme offen diskutieren lassen und es immer einen verbalen Modus gibt, um Differenzen aus der Welt zu räumen. Zudem lernen sie, daß das Denken und Handeln der anderen oftmals von den eigenen Einstellungen und dem eigenen Verhalten gegenüber diesen Menschen abhängt, und gleichzeitig lernen sie damit auch, daß es möglich ist zu lernen, wie man die Verhaltensweisen und Reaktionen anderer durch spezifische Strategien und gezielte Veränderungen im eigenen Verhalten positiv beeinflußt. Die in High Point übliche ständige kritische Betrachtung und Überprüfung der Mikroordnung der alltäglichen Interaktionsprozesse durch Menschen, die sich darauf verstehen, funktionelle und dysfunktionelle Interaktionsformen auseinanderzuhalten, optimiert den Vorgang des Deuterolernens.

Um es einfach zu formulieren: Die Patienten lernen, daß Verhalten, soziale Beziehungen und das Angenommenwerden in sozialen Systemen nach bestimmten Prinzipien vonstatten gehen und daß man einfach die Fertigkeit erwerben muß, diese zu erkennen, will man in normalen sozialen Alltagssituationen zurechtkommen und mit den anderen auskommen.

Eine Dosierungstheorie für Eingriffe in das soziale System

Die meisten somatischen Behandlungsformen berufen sich auf eine entsprechende Dosierungstheorie. Zu einer solchen Theorie gehören Aussagen bzw. Annahmen über den für die beabsichtigte Therapie angemessenen Dosierungsbereich (des Medikaments, der Bestrahlung), über die Häufigkeit der Verabreichung und über die Behandlungsdauer sowie über die an der therapeutischen Wirkung beteiligten Mechanismen.

Optimale Dosis und Therapiedauer sind vielleicht noch am klarsten definiert für die Applikation bestimmter Antibiotika. Bei den Arzneimitteln, die für die Psychiatrie in Frage kommen, gibt es bislang nur wenig Übereinstimmung, was den angemessenen Dosierungsbereich und die optimale Behandlungslänge für verschiedene Gruppen angeht; darüber hinaus scheiden sich die Geister daran, wie

diese Stoffe vom Organismus metabolisiert werden (also an ihrer Pharmakokine-
tik).

Dagegen gibt es für solche sozialsystemischen Interventionen wie die Psychotherapie oder die über ein therapeutisches Umfeld wirkenden Therapien in expli-
ziter Darstellung überhaupt keine vergleichbare oder zumindest durch einen
Konsens validierte Dosierungstheorie.

Das klassische analytische Denken zur Frage der Dosierung hat sich im Laufe
der Jahre erheblich geändert. Während zu Freuds Zeiten eine Analyse angeblich
selten länger als ein halbes Jahr gedauert hat, ist heutzutage eine Analyse über
mehrere Jahre eher die Regel als die Ausnahme.

Diese Modifikation ist wohl darauf zurückzuführen, daß heute eine andere An-
schauung davon herrscht, wie lange der Therapeut insgesamt mit dem Patienten
zubringen sollte, damit sich die erwünschte Änderung der Persönlichkeit oder des
Lebenslaufs bei diesem einstellt. Wenn wir die Länge der analytischen Behandlung dem Zeitraum analog setzen, in dem ein Arzneimittel verabreicht oder irgendeine andere biologische Therapie durchgeführt wird, dann entspricht, in Wei-
terführung der Analogie, jede Analysesitzung der Gabe einer Einzeldosis.

In solchem Begriffe einer psychoanalytischen bzw. psychotherapeutischen Dosierungstheorie wurde die einzige drastische Dosisänderung in der Geschichte der
Psychoanalyse von dem französischen Analytiker Jacques Lacan vorgenommen.
Indem Lacan nämlich die „Kurzsitzung" (analytische Sitzung, die vom Analytiker nach wenigen Minuten abrupt abgebrochen wird) einführte, schlug er gewissermaßen eine alternative Dosierungstheorie für die Kontaktzeit zwischen Analytiker und Patienten vor, auch wenn er seinen Vorschlag natürlich nicht unter dieser
Bezeichnung präsentierte. In einer solchen Kurzsitzung sieht Lacan das Potential
für einen dramatischeren Effekt als im Festhalten an einem immer gleichlang dau-
ernden Therapeut-Patient-Kontakt, sprich an einer immer gleichbleibenden Einzeldosis, für den Verlauf der Analyse.

Es stellt sich die Frage, welche „Dosierung" und welche Applikationsdauer die
Wirksamkeit eines therapeutischen Kontextes, wie des der High-Point-Klinik, op-
timieren. Die Arten von Veränderungen, die den Gegenstand unserer Studie
bilden, sind von einer komplexeren Ordnung als die, welche gemeinhin unter den
Begriff der Verhaltensmodifikation fallen. Mir geht es hier um die „Dosierung"
von Interventionen, die auf Änderungen im Verhalten und in den sozialen Beziehungen zielen. Welche Dosis sozialer Therapie bewirkt beim Patienten einen größeren Verständniszuwachs bezüglich der normativen Prinzipien, die sein Verhalten in jeder Lebenssituation regulieren, und eine deutlichere Steigerung seiner
Fähigkeit, jene Prinzipien in unterschiedlichen Situationen anzuwenden, und
zuletzt auch einen stärkeren Wandel der Wertprioritäten? Darüber hinaus geht es
mir um die „kumulative Wirkung" eines komplexen therapeutischen Kontextes
auf einzelne Patienten.

Behandlungsdauer und klinische Besserung

Im Rahmen des High-Point-Klinikprogramms haben sich in den letzten 3 Jahrzehnten Informationen angesammelt, die der Definition der Parameter einer „Dosierungs"-Theorie für die Wirkungen therapeutischer sozialer Systeme zugute kommen. Die Erfahrung hat gezeigt, daß sich die günstigsten Programmwirkungen bei Patienten beobachten und dokumentieren lassen, die 6 Monate oder auch länger am Programm teilnehmen.

Aus den Beurteilungen aller 101 im Jahre 1984 aus der Klinik entlassenen Patienten durch die Ärzte, Pfleger und Schwestern (Tabelle 11.1 bietet eine Zusammenfassung der Ergebnisse) geht hervor, daß bei Patienten, die *über 160 Tage* in der Klinik verbracht hatten, *dreimal* häufiger eine klinische Besserung festzustellen war als bei Patienten, die sich dort weniger lange aufgehalten hatten. Letztere haben etwa die gleichen Aussichten auf einen Erfolg wie auf ein Scheitern der Therapie. Was besagen diese Ergebnisse? Nun, anscheinend bringen ca. 6 Monate ununterbrochener Teilnahme am Programm und kontinuierlicher Beeinflussung durch dasselbe bei über 75% der Patienten die gewünschte therapeutische Wirkung, während bei einigen Patienten der gleiche Therapieerfolg bereits nach kürzerer Zeit zustandekommt (sie sind bessere „Deuterolerner"). Was ist es also, das bei genügend langer Teilnahme am sozialen System der High-Point-Klinik in den Teilnehmern einen Wandel bewirkt?

Tabelle 11.1. Teilnahme am Behandlungsprogramm und Beurteilung des Therapieerfolgs

		Klinikaufenthalt	
		kürzer als 160 Tage	länger als 160 Tage
Übereinstimmende Beurteilung durch das psychiatrische Fachpersonal	Fortschritte oder große Fortschritte	31	27
	Keine oder nur geringe Fortschritte	35	8

Ein therapeutisches Umfeld ist durch eine hochspezifische Konstellation von Menschen, Ereignissen und Normen gekennzeichnet, der die Patienten ständig ausgesetzt sind. Wer sich dem High-Point-Programm anschließt, soll so weit gebracht werden, daß er mit dem System auch zurechtkommt. Zu diesem Zweck wird der Betreffende in eine Folge von Situationen gestellt, auf die er sich jeweils einrichten muß, d.h. sein Verhalten wird über Sequenzen von situativen Anpassungen umgeformt. Erst die wiederholte Erfahrung an sich geringfügiger Verhaltensanpassungen, das Bewußtsein, in vielen Situationen die daran geknüpften Erwartungen erfüllen zu können, und nicht zuletzt die Erfolgserlebnisse bei den für solche Leistungen gewährten Belohnungen ebnen den Weg für das Erlernen komplexerer Rollen. Weitere Voraussetzungen für dieses Rollenlernen bzw. den angestrebten Prozeß der Resozialisierung sind das Einüben neuer Verhaltensmuster und das gemeinsame Augenmerk, der gemeinsame Blick von Personal und Patienten auf eben die Wechselhaftigkeit jenes Prozesses. Außerdem liegt viel an der zeitlichen Abstimmung des Schwierigkeitsgrades der dem Patienten abverlangten Verhaltensaufgaben mit der Fähigkeitsbildung desselben. So wie die sozialen Lebensumstände, in welche die Patienten hineingestellt werden, sich in ihrem Anspruchsniveau unterscheiden, unterscheiden die Patienten sich in ihrer Fähigkeit, darauf angemessen zu reagieren. Das High-Point-Klinikprogramm ist als ganzes, aber auch in seinen Programmteilen, so aufgebaut, daß das Anspruchsniveau, d. h. die Schwierigkeit der zu bewältigenden Situationen, stufenweise zunimmt.

Synergistische Wirkungen

Es wäre freilich ein Irrtum, die verschiedenen Stufen sozialen Lernens rein additiv zu begreifen. Wir halten es vielmehr mit Shands originellem Vorschlag, daß die hier gemeinte Art von Sozialunterricht, als soziales Äquivalent einer Behandlungsdosis, in ihrer Wirksamkeit analog der Wirkung einer Virusinfektion zu setzen sei.[2] So wie Viren irgendwo im Organismus lange unbemerkt dahindämmern können, um plötzlich unter bestimmten Umständen aktiv zu werden, kann Information über angemessenes Rollenverhalten, die in Wechselwirkung mit dem Therapeuten empfangen oder erfahren wird, abgespeichert sein, ohne das Verhalten auf irgendeine Weise zu beeinflussen, bis andere Bedingungen vorherrschen. In diesen Bedingungssatz gehen die wiederholte Erfahrung in unterschiedlichen Situationen, die wiederholte Klarstellung der dazugehörigen Erfordernisse, das Vermeiden schädlicher oder destruktiver Kommunikation und die Bildung von Vertrauen in das Programm und in das Klinikpersonal ein. Darüber hinaus können zwischenmenschliche Erfahrungen und Rollentraining in verschiedenen Kontexten (Alltag, Gruppe, Arbeit) synergistisch wirksam sein[3], so daß ein sprunghafter Verhaltenswandel stattfindet, der über den einfachen quantitativen Wirkungszuwachs unter sonstigen Bedingungen hinausgeht.

Wer Sprachen unterrichtet oder mit Schwerbehinderten arbeitet, kennt dieses Phänomen vielleicht, da dort ähnliche synergistische Lerneffekte aufzutreten scheinen.

Die Vorstellungen davon, wie lange eine Behandlung dauern muß, um bestimmte Veränderungen zu bewirken, variieren mit den Umständen und mit dem Problem. Bei der Rehabilitation nach einer Kinderlähmung erwarteten Patienten und Eltern einen Fortschritt innerhalb von Wochen und gerieten außer Fassung, wenn nicht binnen kurzem eine merkbare Besserung zu beobachten war. Dagegen waren die Mitarbeiter schon zufrieden, wenn der Zustand des Patienten sich binnen Monaten auch nur geringfügig besserte.[4]

Ein noch drastischeres Beispiel stammt aus der heute schon klassischen Arbeit von Julius Roth über die Zeitvorstellungen der Tuberkulosekranken zu ihrer Krankheit. Roth beschreibt den Erwartungsunterschied zwischen Sanatoriummitarbeitern und den neuaufgenommenen Patienten (und ihren Familien), die ganz andere Vorstellungen davon hatten, wie rasch mit einem merklichen Fortschritt des Heilungsprozesses zu rechnen war. Die Unterschiede in den Zeitperspektiven waren beträchtlich. Allerdings passen die Patienten sich nach einiger Zeit den Zeitvorstellungen der Mitarbeiter an, die den Zeitbedarf für eine klinische Besserung eher in Monaten ansetzen.[5] Im übrigen wird behauptet, daß medizinisch gesehen diejenigen Patienten am besten abschneiden, die sich auch am besten auf den zeitlichen Rahmen der Institution einstellen. In diesem Sinne ist das Rehabilitationsmodell für die Aufgaben eines therapeutischen Kontextes fraglos von Bedeutung.

Mitunter macht ein Patient selbst für die Klinikmitarbeiter zu langsame Fortschritte, so daß sie seine Entlassung oder seine Überweisung in eine andere, „weniger anspruchsvolle" Umgebung empfehlen. Bei einer anderen zeitlichen Perspektive wird der Patient zum Bleiben und zur Fortsetzung des Programms aufgefordert, und bei einigen Patienten kommt es, nunmehr etwas schneller, tatsächlich zu einer Besserung.

Die optimale Teilnahmedauer für das therapeutische Programm der High-Point-Klinik hängt ohne Zweifel vom Zustand des Patienten, seinen Merkmalen und seiner Lebenserfahrung ab. Hinsichtlich der Auffassung von der Behandlungsdauer besteht aber ein klarer Unterschied zu anderen therapeutischen Situationen und auch zu den gängigen sozialmedizinischen Empfehlungen für die Hospitalisierung in einer psychiatrischen Klinik. Die in High Point gesammelten Erfahrungen bestätigen durchaus die Auffassung von psychologischer Invalidität als eines teilweise hartnäckigen Leidens.[6] (Vgl. im Anhang „Ein Konzept der Geisteskrankheit.") Wenn auch das Leiden bzw. die Krankheit vielleicht nicht „heilbar" ist, lassen sich doch zumindest die massiven Sekundäreffekte durch Teilnahme an einem komplexen sozialen Kontext, als Lernmilieu, zurückdrängen. Wie andere Lern- und Regenerationsprozesse braucht die Sozialtherapie Zeit und wiederholte Gelegenheit.

Kriterien für therapiebedingte Veränderungen

Das vorliegende Buch präsentiert keine Ergebnisstudie im eigentlichen Sinne des Wortes. Ergebnisstudien liefern oft Bestandslisten aller möglichen Verfahren und Behandlungsmaßnahmen, versäumen es dabei aber, genau anzugeben, was sich in dem jeweiligen Programm wirklich abspielt. Es ist schwer, vielleicht sogar unmöglich, herauszufinden, welche Merkmale des Behandlungsumfelds einem bestimmten Ergebnis zuzuordnen sind. Wie Ellsworth vor kurzem in einer Übersichtsarbeit zu Studien über die „Wirksamkeit therapeutischer Umgebungen" ausführte, hätte gerade der „Zusammenhang von Behandlungsprozeß bzw. Programmerkmalen und Therapieerfolg" eine verstärkte Zuwendung nötig. Es hat wenig Sinn, wenn die Forscher sich bemühen, die Wirksamkeit einer „Milieu"-Therapie festzustellen, solange sie auf die Beschreibung und Charakterisierung des betreffenden räumlichen und sozialen Kontexts verzichten. Die Bezeichnung „Milieutherapie" hat Ellsworth zufolge inzwischen einen solchen Allgemeinheitsgrad erreicht, daß „sie für verschiedene Leute etwas ganz Verschiedenes bedeutet".

Das gilt nicht für unsere Studie. Rollenbegriffe und rollenspezifische Verhaltensweisen werden genau beschrieben, und die für den therapeutischen Kontext der High-Point-Klinik bezeichnenden Prozesse sind ebenfalls unmißverständlich dargestellt.

Die Strukturen und Hauptmerkmale des Programms, die Einstufung des Patienten in die jeweils angemessene Gruppe, die Abstufung der Bewegungsfreiheit und die intensive Mitwirkung an den Beschäftigungen der Patienten spiegeln die Annahme wider, daß die meisten Patienten, ganz gleich mit welcher Symptomatik und mit welcher Störung, zu einer Veränderung in der Lage seien und auch tatsächlich einen Fortschritt erkennen ließen, wenn auch nach unterschiedlich langer Zeit. Zum Beispiel durchliefen 73% der Patienten, die sich 1984 länger als 100 Tage in der Klinik aufhielten, alle vier Phasen des Programms, so daß sie als Mitglieder der Gruppe III entlassen wurden. Wie bereits berichtet, bedeutet die Mitgliedschaft in dieser Gruppe, daß der Betreffende imstande ist, für die meisten Aufgaben des Alltags Verantwortung zu übernehmen, an einem Komitee mitzuwirken, sich frei auf dem ganzen Klinikgelände zu bewegen, die Schule zu besuchen, selbst nach Arbeit zu suchen und mit seiner Familie zusammenzusein.

Die Patienten der Gruppe III identifizieren sich auch, wenn man ihrem Bericht Glauben schenken darf, mit den Beziehungswerten, die für die Wertstruktur der Klinik typisch sind. Die Zugehörigkeit zu dieser Gruppe ist an sich schon ein glaubhafter Beweis, daß ernstere Symptome wie Wahnvorstellungen, Halluzinationen und paranoide Züge zurückgegangen oder fast völlig verschwunden sind.

Die Neugestaltung der sozialen Welt im Hinblick auf Wertbegriffe und die Rückläufigkeit der Symptomatik bekunden ein funktionelleres Umgehen mit der Situation, auch wenn der Patient nach wie vor sehr verletzlich ist.

Schließlich: es hat sich herausgestellt, daß das sozialtherapeutische Modell, wie es im High-Point-Programm verwirklicht ist, mit wesentlichen Beiträgen sozialwissenschaftlicher Theorie jüngeren Datums zum Verständnis sozialer Lernprozesse, der Resozialisierung und des Deuterolernens voll in Einklang steht.

Nachwort

Ich habe hier ein theoretisches System vorgestellt, mit dem sich Verhaltens-, Einstellungs- und Wertänderungen als Funktion eines bestimmten therapeutischen Kontexts begreifen lassen. Die Darstellung der Struktur von sozialen Interaktionsprozessen, die für diesen Kontext bezeichnend sind, war am besten mit Hilfe solcher Begriffe wie situative Anpassung, Deuterolernen, Resozialisierung und soziale Kontrolle zu bewerkstelligen. Charakteristisch für das Behandlungsprogramm sind auch die Begriffe therapeutische Rolle und therapeutische Arbeit sowie die bewußte Auseinandersetzung mit den Wertvorstellungen und der Lebensqualität der Patienten. Zur Wirksamkeit des Programms trägt der gezielte Einsatz der räumlichen Gegebenheiten als Verstärker der therapeutischen Prämissen entscheidend bei. Das sind die Voraussetzungen für die in diesem Buch skizzierte Dosierungstheorie therapeutischer Intervention. Die Studie des High-Point-Klinikprogramms schuf die Gelegenheit, die verschiedenen Aspekte des therapeutischen Kontextes und Prozesses detailliert zu schildern.

Wenn es bislang nicht ersichtlich geworden ist, weise ich nachdrücklich darauf hin, daß das von mir in diesem Buch beschriebene und anschaulich dargestellte Modell keineswegs auf die in diesem Zusammenhang untersuchte eine psychiatrische Kliniksituation beschränkt ist. Seine Bedeutung erweist sich für die Gestaltung einer ganzen Reihe von Psychiatrie- und Rehabilitationsprogrammen, die es darauf absehen, durch speziell strukturierte Kontexte die Symptome, Verhaltensweisen und Wertvorstellungen psychiatrischer Patienten günstig zu beeinflussen.

Das hier skizzierte Modell bezieht sich auf die Organisation von Behandlungsprogrammen für so unterschiedliche Personengruppen wie Alkoholkranke und Drogenabhängige und ist darüber hinaus für eine Reihe der Fragen von Belang, denen man sich bei der Rehabilitation von chronisch Körperkranken gegenübersieht.

Die sozialen Folgen und die Auswirkungen für das Lernen, die Einstellungen und das Wertdenken aus einem Defekt oder einer Behinderung (einer Krankheit, wenn man so will) sind für die genannten Gruppen – ebenso wie für die Patienten der High-Point-Klinik – der hauptsächliche Hinderungsgrund für eine Verbesserung der Leistungsfähigkeit und der sozialen Integration. Die Konsequenzen reichen von der Unfähigkeit zum sozialen Lernen über dysfunktionelle Wertvorstellungen bis zu einer falschen Erkenntnistheorie im Hinblick auf soziales Verhalten (s. Anhang 3).

Die in diesem Buch beschriebenen Elemente und Prozesse sind wohl unabdingbar für jedes Behandlungsprogramm, das auf Veränderung aus ist und den Patienten soziale Fertigkeiten, Kompetenz und die rechten Wertbegriffe vermitteln soll.
Letztere zumal sind unverzichtbar, will man sozial überleben und dabei mit einiger
Würde und Zufriedenheit leben, trotz der von Krankheit und Behinderung gesteck-
ten Grenzen.

Tatsächlich zeigen einige der psychiatrischen Behandlungs- und Rehabilita-
tionskontexte, die ich im Laufe der Zeit beobachten konnte, etliche der hier ge-
schilderten Merkmale. Ich habe mich in der vorliegenden Arbeit bemüht – denen,
die mit verhaltensändernden Kontexten zu tun haben – die theoretischen Grundlagen deutlich zu machen und dabei ein Mosaik miteinander verbundener grund-
legender Elemente zusammengetragen, das bei keinem Entwurf eines wirksamen
Behandlungskontexts unberücksichtigt bleiben sollte.

Wenn die Analyse, um die es in diesem Buch geht, auch häufig konkret ist und
ins einzelne geht, wird sie doch, wie ich meine, sehr spürbar zur Integration klinischer und verhaltenswissenschaftlicher Perspektiven im Hinblick auf den Zusammenhang zwischen sozialem Kontext, Verhaltensprozessen und therapiebe-
dingtem Wandel beitragen.

Teil V. Anhang

A1 Ein Konzept der Geisteskrankheit

Wer *„Hundert Jahre Psychiatrie"* von Emil Kraepelin liest und etwas über die gängigen psychiatrischen Therapiemethoden im 19. Jahrhundert erfährt, wird sich schnell ernüchtert fühlen. Es ist dort die Rede von Ekelkur und Hohlradbehandlung, von Masken und vom Drehstuhl.[1] Noch nachdenklicher stimmen vielleicht die Überzeugung und die Sicherheit, mit denen derartige Behandlungen angewendet und gutgeheißen wurden. „Denjenigen, welche die Geschichte vergessen, ist beschieden, sie noch einmal zu durchleben" lautet eine Feststellung, die Nietzsche zugeschrieben wird. Es ist durchaus nützlich, sich der Schwächen und Fehler der Vergangenheit zu erinnern, auch wenn es schwerfällt, und sei es nur, um den so menschlichen Hang zur Sicherheit zu relativieren. Bateson, der fast sein ganzes Leben lang den Vertretern der Heilberufe auf die Finger gesehen hat, schrieb: „Leiden ist dort unvermeidlich, wo Handeln mit Ignoranz gepaart ist ... die Sache ist einfach! Unser aller Wissen ist äußerst beschränkt, Hinsichtlich der Ignoranz kann es keine Konkurrenz geben."[2]

Der Praktiker, der Therapeut, ob Mediziner oder nicht, legt immer Wert auf aktives Eingreifen und fühlt sich verpflichtet, die neueste Technik, das neueste Medikament, das neueste Gerät einzusetzen. Auf diese Weise wird der Arzt zum Vermittler einer Kulturideologie, derzufolge alle menschlichen und sonstigen Probleme eine rasche Lösung erfahren, am besten über den Weg der Technologie.

Immer wieder werden wir in den verschiedenen Lebensbereichen von großartigen „Durchbrüchen" aufgerüttelt und glauben dann nur allzu gerne, daß wir letztendlich alle unsere Probleme lösen. Ein amerikanischer Wissenschaftler, der sich in der Krebsforschung einen Namen gemacht hat, soll gesagt haben, wir seien an der Schwelle zur Manipulation menschlicher Zellen und alles, was wir heute als „Krankheit" bezeichneten, sei bald überholt.

Laut Irv Zola ist der Fortschrittsglaube „ein wesentlicher Bestandteil einer Reihe von Wertorientierungen ... in Richtung auf die Herrschaft des Menschen über die Natur, nicht zuletzt über seine eigene Natur und Biologie. Es gibt also keinen Fluß, der sich nicht zähmen, keinen Berg, der sich nicht abtragen, keine Naturgewalt, die sich nicht nutzbar machen und keine Krankheit, die sich nicht heilen oder zumindest behandeln ließe."[3]

Ein Aspekt eines solchen Therapieoptimismus, ob nun in der Medizin allgemein oder in der Psychiatrie, ist die Verneinung – die Verneinung, daß manche Geheimnisse nicht ergründbar seien und manche Patienten vielleicht nicht „geheilt" werden könnten – zumindest nicht so, wie es gemeinhin erwartet wird.[4]

Therapieresistent sein, nicht „normal" sein, daß heißt, anders als jeder andere sein: das war Grund genug für all die Schrecklichkeiten, die damals – so lange ist es gar nicht her – unter den Namen Therapie gängig waren. Auch heute noch ist der schwer zu behandelnde Patient, der Patient, der ein abweichendes Verhalten zeigt und seine eigene Erfahrungswelt baut, die bevorzugte Zielgruppe der Pharmaindustrie und von Therapeuten aller Richtungen. Irgendeine Kur wird immer in Aussicht gestellt und findet sogleich ihre „überzeugten Anhänger". Früher oder später verlagert sich der Enthusiasmus dann auf ein anderes Wundermittel oder eine „neue" Therapieform. Fachleute und Laien haben gleichermaßen das Bedürfnis nach der Zusicherung, daß für die psychisch Kranken alles getan werde und daß wir sogar das Außergewöhnliche und nicht Voraussagbare im Griff hätten.

Die Ansichten zum Phänomen der Geisteskrankheit und die Beschreibungen der Lebensbedingungen, in denen es zur Ausbildung einer Schizophrenie kommt, sind schon seit jeher weit auseinandergegangen. In der Tat ist die geschichtliche Seite der Psychiatrie auch in der Gegenwart sehr lebendig. Beschwerden, Behinderungen, Zustandsverschlechterungen, Anfälligkeiten und Krankheiten, sie alle sind aus verschiedenen Gründen mehrmals klassifiziert und umklassifiziert worden (in jüngerer Zeit aus versicherungsstatistischen Interessen) und „gelten für Anzeichen teuflischer Besessenheit, persönlicher Niedertracht, göttlicher Bestrafung, großer Wahrheitsoffenbarung, genetisch-konstitutioneller Defekte, klassischer Erkrankungen des Nervensystems, vage definierter psychischer Störungen, biochemischer Mängel und Ungereimtheiten oder einfach als Simulation."[5] Und Otto Will schreibt: „Behandlungstheorien sind so vielfältig wie ätiologische Theorien ... weder die Krankheit selbst noch das Unerklärliche daran ließ sich durch die Therapie bzw. die entsprechenden Erklärungen beseitigen. Entfernung mutmaßlicher Infektionsherde, Einsatz von Barbituraten beim anhaltenden ‚Schlaf', Leukotomie, Ataraktika: ich bin mit der Praxis aller dieser Therapiemöglichkeiten vertraut und bin überrascht von dem schwachen Zusammenhang zwischen den verschiedenen Therapien und der Art der Beschwerden – sofern ein solcher Zusammenhang überhaupt besteht."[6]

Selbst Moralphilosophen, die sich mit den Rechten der „Geisteskranken" auseinandersetzen, nehmen die von einigen Psychiatern vorgebrachten populären Annahmen als gegeben hin – nämlich daß geisteskranke Patienten als Gruppe nicht wie autonome Personen behandelt werden können, daß sie potentiell gewalttätig sind (einige sind es tatsächlich) und daß die meisten unter ihrem Anderssein schwer leiden.

Um die Erfahrung Geisteskrankheit richtig zu verstehen, muß man eine Vorstellung von sozialer und medizinischer Iatrogenese haben. Mit einer solchen Vorstellung könnte man der Beobachtung Genüge tun, daß die Qual und Pein der Patienten in großem Maße auf die Angst zurückzuführen ist, „geisteskrank" zu sein, auf die Angst – eine sehr reale – vor dem, was so bezeichnete Menschen erwartet. In

Anlehnung an Harley Shands könnte man hier sagen: Die Beschreibung läuft auf eine Verschreibung hinaus.

Der Kontakt mit dem Psychohygienesystem bringt den Patienten mit vielen Menschen zusammen, die eine sehr enge Auffassung davon haben, was unter „normal" zu verstehen sei, mit Menschen, die selber einen bestimmten Begriff von passenden Lebensstilen vertreten, die oft nur eine geringe Abweichungstoleranz aufweisen und die nicht selten beträchtliche Macht über jemandes Schicksal haben.

Die Instituionen und Situationen, in die Patienten gebracht werden, sind häufig (von einigen bemerkenswerten Ausnahmen abgesehen) mit Freiheitsverlust, mit einer Verminderung der Wahl- und Selbsthilfemöglichkeiten verbunden und bieten nur wenig Gelegenheit zu zweckmäßigem sozialen Lernen.

Die heute übliche Behandlung mit Neuroleptika bedeutet für die meisten Patienten eine Minderung der Lebensqualität und bis zu einem gewissen Grad eine drogenbedingte Verschlechterung der sozialen Kompetenz, von den somatischen Nebenwirkungen (Akathisie, Dystonie usw.) ganz zu schweigen.

Die Suche nach der Krankheitsursache bei den einzelnen Patienten und die Fokussierung der Behandlung auf die „Krankheit" des einzelnen wirkt ebenfalls dem entgegen, was psychisch Behinderte am nötigsten haben, damit sie in der Gemeinschaft leben können, und umgekehrt die anderen in die Lage versetzt, mit ihnen zu leben.

Unabhängig von der Ätiologie ihres Leidens oder ihrer Krankheit benötigen diese Menschen, wie wir alle, Unterkunft, Ruhe, Sicherheit, Unterstützung und die Möglichkeit, mit anderen zusammen, aber auch mit sich allein zu sein, je nach Lust und Laune.

Ich gehe davon aus, daß es immer Menschen geben wird, die einfach verletzlicher, sensibler, leichter verwirrt sind und überdies dazu neigen, Schlüsse zu ziehen, die von denen „normaler" Menschen abweichen. Bei diesen Andersgearteten ist vielleicht auch die Gewichtung in Fragen der Hoffnung und Verzweiflung, der Annäherung und Isolation, der Wertschätzung und Mißachtung, der Gerechtigkeit und Ungerechtigkeit eine ganz andere als bei den meisten von uns. Ihr Wertsystem kann daher völlig anders aussehen, mit einer unterschiedlichen Struktur und Organisation. Ein solches Konzept scheint voll und ganz in Einklang mit genetischen Studien und der „Entdeckung" einer Reihe von Unterschieden in biochemischen, Informationsverarbeitungs- und anderen organismischen Parametern zu stehen.

Ein rein biologisches Konzept der Geisteskrankheit ist – oder war zumindest früher – verquickt mit starken und invasiven therapeutischen Maßnahmen und diente zu deren Begründung (z. B. Lobotomie, Insulin- und Elektroschockbehandlung und hochwirksame Neuroleptika). Diese Sichtweise hat auch zu verzweifelten Versuchen wie etwa den LSD-Experimenten der 50er Jahre geführt, für die es, um es gelinde auszudrücken, sicherlich keinen moralischen Konsens gab. Die psychiatrischen Behandlungsmethoden im 19. Jahrhundert habe ich bereits erwähnt. So seltsam uns diese Behandlungsformen heute anmuten, sie hatten nicht das Potential für eine einschneidende, langfristige Schädigung wie die modernen technologischen Therapien.

Die häufigste Form der Behandlung heute, die Behandlung mit Neuroleptika, kann zu sehr schweren langfristigen Nebenwirkungen und Störungen führen. Die Psychiater hielten lange Zeit an der Hoffnung fest, so eine massive Intervention sei auch ohne ernste negative Folgen möglich, doch erwies sich das letztlich als falsch. Immerhin profitieren einige Patienten, wenn man ihnen selbst und ihren Familien und Ärzten Glauben schenken darf, von einer kurzfristigen, sorgfältigen Anwendung von Neuroleptika. Dabei ist auf das Risiko-Nutzen-Verhältnis zu achten.

Doch insgesamt bringt das übliche Modell der Schizophrenie als einer biologischen Erkrankung mit seiner Vorliebe für physikalische Behandlungsformen für viele Patienten ernste somatische Folgen, über die das Mäntelchen der Rationalisierung und auch der Duldung gebreitet wird (so beträgt z. B. die Prävalenz der tardiven Dyskinesie, einer schweren neurologischen Störung, die mit der Langzeitanwendung von Neuroleptika einhergeht, schätzungsweise mindestens 20–30%).[7]

Das biologische Konzept hat noch weitere Nachteile. Es gewährt den Patienten, ihren Familien und der Gemeinde die Hoffnung, daß die Fachleute eine einfache Lösung anbieten werden, mit der das Problem der Schizophrenie sich so bewältigen läßt wie eine Lungenentzündung, daß es tatsächlich eine Wunderheilung für dieses komplexe menschliche Leiden geben wird.

Diese Sichtweise läßt das Gefühl der Fremdheit und der Angst vor Personen, die anders sind, natürlich weiterbestehen. Früher dachte man, solche Menschen seien vom Teufel besessen. An die Stelle des Teufels ist nunmehr eine Krankheit getreten. Viele der geistig Behinderten teilen selber diese Ansicht.

Die sozialen Institutionen, die zur Aufnahme und Betreuung psychisch Kranker geschaffen worden sind, sind selbst für bestimmte zusätzliche, sekundäre Probleme verantwortlich. Über die Einrichtungen, die für Klinikentlassene entwickelt wurden – Einzelzimmerbeleghotels, Pflegeheime, Erwachsenenheime und sog. „Familienpflegemöglichkeiten" –, gibt es leider wenig Gutes zu berichten. Die Qualität des Alltagslebens ist dort in den meisten Fällen minimal.

Ich möchte ein alternatives Konzept psychischer Störungen vorschlagen: eines, das schon in den Betrachtungen und Arbeiten solcher Gelehrter wie Michel Foucoult, Carl Gustav Jung, Ludwig Wittgenstein, Gregory Bateson und Stephen Toulmin enthalten ist. Denkfreudige Schizophrenieforscher, darunter Frieda Fromm-Reichmann,[8] Sylvano Arieti,[9] Ted Lidz,[10] L. Ciompi[11] und Otto Will,[12] haben im Laufe der Jahre ähnliche Vorstellungen entwickelt. Woraus besteht nun dieses Konzept?

Es gründet auf der Einsicht, daß es die ganze Menschheitsgeschichte hindurch immer Menschen gegeben hat, welche die soziale Welt ganz anders erlebten als ihre Mitmenschen, die verletzlicher, sensibler, die gestört waren und zeitweilig oder ständig von schrecklichen, aber auch von beflügelnden Gedanken völlig eingenommen wurden. Solche Menschen waren natürlich nicht in der Lage, die Sinnstruktur ihrer Zeitgenossen zu teilen, sie konnten sich gar nicht konform verhalten oder berechenbar handeln.

Demgemäß wurden sie von ihrer sozialen Umgebung als bizarr, verrückt, besessen, störend, eben als psychisch krank empfunden. Es gab welche unter ihnen, die als Hexen abgestempelt wurden und sich nicht selten auch selbst so sahen. Darunter gab es aber auch Religionsstifter und große Künstler (van Gogh, Hölderlin und Schumann, um nur einige zu nennen). Die meisten dieser Menschen hatten jedoch keine Kompensation für ihre gestörte Erfahrungswelt und die damit verbundenen Defizite im sozialen Leben.

Fast immer und fast überall führten der Versuch, diese „Unterschiede" zu erklären (ob nun moralisch oder medizinisch) und die „Hartnäckigkeit" dieser Unterschiede, zu sozialpolitischen Maßnahmen und zu Behandlungsmethoden, die heute als tragisch erkannt worden sind.

Freilich hat es auch andere Einschätzungen schizophrener oder verrückter Menschen gegeben, die sehr viel mildere Konsequenzen mit sich bringen. Larry Gostin, der Rechtsberater der Britischen Gesellschaft für psychische Gesundheit, spricht von einem *menschlichen Leiden*.[13] Wittgenstein meint in einem Brief an seinen Schüler Drury, der später Psychiater wurde, daß man in dem Schizophrenen einem Menschen begegne, der sich einer anderen *Lebensform* verpflichtet fühle. Gregory Bateson schreibt, der Ausdruck schizophren sei allenfalls dazu gut, eine „umschriebene Häufung formaler Interaktionsmerkmale" zu bezeichnen.[14] Wir müssen auch an Fromm-Reichmans Ermahnung denken, in der es heißt: „Die Genesung vieler Schizophrener hängt davon ab, wie weit der Psychotherapeut sich von konventionellen Einstellungen und Vorurteilen freizumachen versteht. Von diesen Patienten kann und sollte man nicht verlangen, eine therapeutische Führung in Richtung einer konventionellen Anpassung zu akzeptieren. So gesehen ist Schizophrenie keine Krankheit, sondern eine spezifische Befindlichkeit der Persönlichkeit mit eigener Lebensweise ..."[15] Während wir somit der Tatsache Rechnung tragen, daß hier ein unterschiedlicher Erfahrens- und Verhaltensmodus gegeben ist, der manche Mitmenschen von den übrigen unterscheidet, dürfen wir als psychiatrische Helfer nie vergessen, daß „jeder vor allem anderen zunächst einmal Mensch ist."

Es kann viele Gründe und Ursachen für eine abweichende Persönlichkeit und eine abweichende Lebensweise geben: genetische, neurophysiologische, biochemische, psychologische, ökologische, soziale und familiäre einschließlich der familiären Interaktionsmuster und Double-bind-Beziehungen.

Solche Unterschiede können durch die Reaktionen, die Einstellungen und das Verhalten anderer Personen sowie das Vorgehen und die Maßnahmen zum Zweck der sozialen und medizinischen Behandlung und Pflege der Betreffenden bestätigt, verstärkt und fixiert werden. (Furcht, Verachtung, Zurückweisung, Isolation, Zwangstherapie). Die Labelling- oder Stempel-Theorie nach Lemert[16] und Scheff[17] beschreibt die Dynamik einer solchen sekundären Iatrogenese.

Indem man derart andersgeartete Menschen – Schizophrene, wenn man will – als chronisch geisteskrank ausweist, können für ihre Behandlung und Pflege soziale Mittel in Anspruch genommen werden. Die Kosten für die medizinische Behandlung werden auf diese Weise erstattet, und es besteht ein legitimer Anspruch auf – eine häufig mehr schlechte als rechte – soziale Unterstützung. Andererseits bringt eine rein medizinische Bezeichnung auch große Nachteile mit sich. Die so Betroffenen werden zum Problemfall der Experten – und nur der Experten. Die Aufmerksamkeit gilt der „kranken" Person, der Behandlung und den Heilungsaussichten. Andere, letztlich vielleicht sogar wesentlichere Ziele treten in den Hintergrund.

Zu den Fragen, die innerhalb des hier vertretenen Alternativkonzepts eine höhere Priorität genießen, gehören die folgenden:

– Wie sieht die Struktur von sozialen Kontexten aus, in denen schizophrene Menschen eine größere soziale und instrumentelle Kompetenz erreichen und für die Regeln zwischenmenschlichen Verhaltens (Deuterolernen) und für soziale Überlebenswerte sensibilisiert werden können?

– Wie kann man solchen Menschen, in Anbetracht ihres abweichenden Seins- und Erfahrungsmodus, die Gewähr für ein Leben voll Zufriedenheit, Würde und Freude geben? Wie läßt sich das oft empfundene Gefühl der Zurückweisung und Isolation abbauen?

– Wie kann man ihren Familien dabei behilflich sein, mit jemand zusammenzuleben, der als unberechenbar und störend empfunden wird? Welche Mittel kann man den betroffenen Familien zur Verfügung stellen, damit die emotionale und wirtschaftliche Belastung geringer wird?

– Wie läßt sich die Furcht und die Verachtung des sozialen Umfelds gegenüber schizophrenen Personen verringern? Welche Hilfen kann man der Öffentlichkeit anbieten, mit unberechenbaren, seltsamen und andersgearteten Menschen „zusammen oder Tür an Tür zu leben?"

– Wie können wir die psychiatrischen Fachkräfte dazu bringen, ihre Vorstellungen von akzeptablen Verhaltens- und Lebensweisen weiter zu fassen, so daß in ihrem Fürsorgekonzept auch Platz für eine unterschiedliche *Lebensform* ihrer Patienten ist, und sich bei der Anwendung chemischer Mittel als Konformitätserzwinger zurückzuhalten?

Ich meine, daß diese alternative Auffassung von psychischen Störungen – als einer anderen Befindlichkeit der Persönlichkeit, die in dem Sinne nicht heilbar, aber unter günstigen Bedingungen bis zu einem gewissen Grad mit einer Mitwirkung am gesellschaftlichen Leben durchaus vereinbar ist – samt allen daraus entstehenden Fragen – eine ernsthafte und unmittelbare Zuwendung verdient.

A2 Paradigma für eine Analyse der räumlichen Umgebung einer psychiatrischen Klinik

Die Bedeutungsanalyse der räumlichen Umgebung der High-Point-Klinik stützt sich auf ein systematisches Verfahren, mit dem sich die Bedeutung von Gebäuden für deren Benutzer analysieren läßt. Zu dieser Methode gehören die systematische Beobachtung, die objektive Beschreibung der räumlichen Umgebung und die Feststellung der Bedeutungen und Konnotationen jedes beschriebenen Elements in der Umgebung.

Das folgende Paradigma faßt alle Aspekte des Umfelds zusammen, die zu berücksichtigen sind, wenn eine gründliche und umfassende Analyse zustande kommen soll. Das Paradigma ist in Abschnitte unterteilt, in denen die räumliche Umgebung so behandelt wird, wie die verschiedenen Benutzergruppen aus der Klinik (Patienten, Fachkräfte, das übrige Personal, Besucher) und Außenstehende sie erfahren.

Jeder Abschnitt in dem Paradigma ist in eine Reihe von Fragen gegliedert, die in Form von objektiv-deskriptiven Aussagen zu beantworten sind.

Es handelt sich hierbei um ein Analyseverfahren, welches 1972 von Suzanne H. Crowhurst-Lennard, Ph. D., an der Universität von Kalifornien in Berkeley am Department of Architecture entwickelt wurde. Die Methode setzt Begriffe voraus, die von Wissenschaftlern bei der Erforschung von Mensch-Umwelt-Beziehungen eingesetzt wurden – Begriffe wie „Bereich, Grenze, Orientierung", „persönlicher Raum", „Interaktionssituationen", „Zentrifugal- und Zentripetalraum", „Bereichseinheit", „architektonischer Symbolismus", „architektonische Metapher" und „Internalisierung". Diese Konzepte sind in den Fragen mitinbegriffen, die in dem Paradigma gestellt werden.

Diese Methode der architektonischen Analyse wurde zuerst in einer Studie über die Entsprechung zwischen familiärer Umgebung und Familieninteraktion ausprobiert. [(„A House is a Metaphor", im *Journal of Architectural Education*, 1974 Vol. XXVII, Nr. 2, 3, pp. 35–53; und „Architecture: Effect of Territory, Boundary and Orientation on Family Functioning," im *Family Process*, Vol. 16, Nr. 1 (März 1977, pp. 49–66.)]

Nachfolgend wurde die Methode auch zur Analyse institutioneller Kontexte herangezogen, wie etwa von psychiatrischen Kliniken, Entgiftungs- und Rehabilitationszentren für Alkoholismus und Drogen und von Psychohygienezentren der Gemeinden.

1. Die Klinik als Ganzes von außen

Die Nachbarschaft. Wo befindet sich die Klinik, in welchem Teil der Stadt? Was für Einrichtungen sind in der Nähe? Wie ist die Nachbarschaft insgesamt einzuschätzen? Welche „Grundvoraussetzungen" der Nachbarschaft sind aus der Umgebung ersichtlich? Gibt die Nachbarschaft irgendwelche Hinweise auf den Status der Klinik?

Orientierung und Grenze: Beziehung der Klinik zur unmittelbaren Nachbarschaft. Liegt die Klinik in einer größeren Straße, in einer Sackgasse? Ist sie bereits von weitem zu sehen, welchen Anblick bietet sie? Ist sie von der Straße zurückgesetzt, von einer hohen Mauer umgeben? Lassen sich aus diesen Beziehungen Aussagen über die mutmaßliche Beziehung zwischen der Nachbarschaft und der Klinik machen?

Äußeres Bild. Ist das Gebäude groß oder klein, imposant oder unscheinbar, neu oder alt, in gutem Zustand oder reparaturbedürftig, farbenfroh oder düster? Sind die Fenster groß, kann man den Eingang gut sehen? Sind die Baustoffe unempfindlich oder leicht verwitterbar?

Was läßt sich daraus für den Charakter der Klinik als Ganzes sagen?

2. Die Klinik, wie sie vom Patienten erfahren wird

a) Der Schritt über die Schwelle

Ist der Eingang gut einzusehen oder dem Blick verborgen? Ist er weiträumig und hell erleuchtet oder klein und dunkel? Hat das Haus eine Veranda bzw. ein Sonnendach als Schutz vor Wind und Regen? Führt die Eingangshalle direkt in die zentralen und wichtigsten Räume, in die Schlüsselbereiche der Klinik oder mündet sie in einen Teil der Klinik, der unwesentlich oder nur von sekundärer Bedeutung ist? Wirkt dieser Eingang einladend oder abweisend, offen oder düster? Welchen anfänglichen Eindruck über die Haltung der Klinik gegenüber ihren Patienten wird so ein Patient bekommen, wenn er die Klinik betritt?

In welche Situation wird der Patient bei seinem Eintritt in die Klinik formell eingeführt: Handelt es sich z. B. um einen kahlen, weißen, antiseptischen und kliniktypischen Raum, ein hochoffizielles geschäftsmäßiges Büro oder eher um ein nichtförmliches, persönliches Zimmer voll mit Büchern? Welche Botschaft wird durch diesen Rahmen vermittelt, welche Information über den grundlegenden Charakter des Programms und über die Patienten-Mitarbeiter-Beziehungen?

b) Die persönlichen Bereiche des Patienten

Zur Beachtung: Wenn von dem Patienten erwartet wird, zwei oder mehr aufeinanderfolgende „persönliche Bereiche" während verschiedener Phasen seines Klinikaufenthalts zu besetzen, sollte für jede dieser Situationen die folgende Analyse durchgeführt werden. So eine Vergleichsanalyse ist besonders wichtig, weil der Patient seinen Fortschritt im Programm wahrscheinlich z. T. als Funktion der Botschaft interpretiert, die von diesen verschiedenen räumlichen Umgebungen jeweils vermittelt wird.

Bereich: Was macht den persönlichen Bereich des Patienten aus – Bett, Schrank, Schubladen, Regale, Pinnwand etc.? Ist er behaglich, oder ist er kahl und nüchtern? Hat er irgendwelche besonderen Merkmale, so daß er leicht zu erkennen ist, oder sieht er aus wie alle anderen Patientenbereiche? Welche Farben, Stoffe, Möbel und Lampen kennzeichnen diesen persönlichen Bereich? Verraten diese Elemente etwas vom Charakter oder von der Identität des Patienten? Inwieweit versteht es der Patient überhaupt, sich einen persönlichen Bereich zu schaffen, seinen Raum persönlich zu gestalten? Wie lange dauert es, bis er dazu in der Lage ist, und was läßt sich daraus über den Umfang an persönlichem Engagement des Patienten für die Klinik ableiten? Welche Botschaft wird von der Umgebung vermittelt, die dem Patienten als persönlicher Bereich zugewiesen ist?

Grenzen: Was sind die Grenzen dieses persönlichen Bereichs? Wie kommuniziert dieser Bereich mit anderen Räumen? Befindet sich das Bett des Patienten in einem Schlafsaal oder in einem Krankenzimmer, in einem Einzelzimmer oder in einem Gemeinschaftsraum? Sind Trennwände vorhanden, welche die Patienten voneinander und von den Mitarbeitern trennen? Werden damit räumliche, visuelle oder aurale Grenzen geschaffen?
Was besagen diese Grenzen für die Beziehung des betreffenden Patienten zu anderen Patienten oder zu Mitarbeitern? Wo soll das Gleichgewicht zwischen dem Recht auf Privatsphäre und der Notwendigkeit gezielter Beobachtung liegen?

Orientierung: Sind die Möbel im privaten Bereich des Patienten so gestellt, daß er andere Patienten oder etwaige Mitarbeiter im Zimmer sehen kann (Bett, Stuhl), oder sind sie einer Wand oder dem Fenster zugewandt? Wie ist die Verbindung zum Bereich der Mitarbeiter und zu den übrigen Räumlichkeiten des Gebäudes? Welche Rolle spielen dabei die Größe und die Anordnung der Türen, die Länge der Korridore, versperrte Türen etc.? Wie ist die Beziehung des Zimmers nach draußen (Aussicht, Sonnenlage) und welche Bedeutung kommt dabei der Größe und der Anordnung der Fenster, den Fensterverriegelungen usw. zu?
Welche Aussage erlauben diese Orientierungsmerkmale darüber, was die angemessene Einstellung des Patienten zum Programm und zur Außenwelt ist?

c) „Therapeutische Bereiche": Räumlichkeitserleben der Patienten und Mitarbeiter bei der „therapeutischen Interaktion"

Zur Beachtung: Psychiatrische Kliniken gehen häufig davon aus, daß „therapeutische Interaktionen" nur in begrenzten strukturierten Situationen stattfinden – also in Einzel- oder Gruppentherapiesitzungen, die in bestimmten Räumlichkeiten angesetzt werden. In anderen psychiatrischen Umgebungen wird dagegen jede Interaktion zwischen Patienten und Personal (nichtmedizinisches und medizinisches) als therapeutisch gewertet, ob sie nun im Rahmen einer strukturierten Aktivität oder inoffiziell auf einem Korridor oder in einem Aufenthaltsraum zustande kommt. Für die Analyse hier werden alle räumlichen Umgebungen, welche die Patienten auf irgendeine Weise nutzen (über ihre eigenen persönlichen Bereiche hinaus), entweder als „therapeutische Bereiche" oder als „nichtformelle Räume" eingeordnet.

Welche Räumlichkeiten kommen für eine „therapeutische Interaktion" zwischen Patienten und Mitarbeitern in Betracht? Handelt es sich dabei um eigene rollenbezogene Aktivitätsbereiche (Gruppentherapieraum, Kunsttherapiestudio) oder um Vielzweckräume? Oder kommen alle den Patienten zugänglichen Orte als Rahmen für inoffizielle und formelle therapeutische Interaktionen in Frage? Was bedeutet diese Unterscheidung für den Stellenwert der Therapie in der Welt menschlicher Beziehungen? Für jeden „therapeutischen Bereich" ist das folgende zu berücksichtigen:

Bereich: Welche offenkundige Funktion ist hier gegeben? Worin besteht die „therapeutische Aktivität" der Patienten und Mitarbeiter? Wie sind die Räume ausgestattet, möbliert und dekoriert (hochspezialisierte medizinische Gerätschaften, geschäftsmäßige Möbel, Pflegeheimumgebung, kreativer origineller Kontext)? Welche „Grundannahme" wird vermittelt im Hinblick auf den Modus der „therapeutischen Interaktion"? Welche Farben, welche Stoffe haben hier das Übergewicht und was läßt sich daraus für eine als angemessen geltende Interaktion entnehmen?

Grenzen: Wie grenzt sich der Raum ab? Wie durchlässig ist die Grenze zu den benachbarten Räumen? Bedeuten die Grenzen eine Konzentration auf die Aktivität, Freiheit von äußerer Ablenkung, Privatsphäre oder eine Beziehung zwischen dieser und verwandten Aktivitäten?

Orientierung: Wie sind die Möbel in diesem Raum angeordnet, in welcher Entfernung und für welche Art sozialer Interaktion? Benutzen Mitarbeiter und Patienten separate bzw. verschiedene Einrichtungen in dem Raum, ist ein Stuhl, ein Tisch als Mitarbeiterbereich gekennzeichnet? Welche Rollenbeziehungen zwischen Personal und Patienten werden durch die Anordnung der Möbel nahegelegt? Wo befindet sich diese therapeutische Umgebung relativ zur übrigen Klinik? Ist sie zentral gelegen, oder ist sie entfernt und schwer zu erreichen? Was besagt das für die Wichtigkeit dieser Aktivität und für die Beziehung zu anderen Aktivitäten in der Klinik? Ist die Räumlichkeit mit großen oder mit kleinen Fenstern versehen, was für eine Aussicht gestatten sie? Worin liegt die Bedeutung für die Beziehung dieser Aktivität zur Außenwelt? Was ist das rechte Maß an Offenheit gegenüber äußeren Einflüssen?

d) Nichtformelle Räume

Zur Beachtung: Alle den Patienten zugänglichen Bereiche, die nicht als „persönliche" oder „therapeutische" eingestuft sind, sollten in diesem Abschnitt analysiert werden – Aufenthaltsräume, Korridore, Speisesaal, Freizeitraum usw. Was für eine Art Räume stehen den Patienten für zwanglose Sozialkontakte zur Verfügung? Abgesehen von Begegnungen in Aufenthaltsräumen und Korridoren waschen, essen, üben und spielen sie auch zusammen. Für die entsprechenden nichtformellen Gemeinschaftsräume lassen sich folgende Fragen stellen:

Bereiche: Welche erklärte Funktion hat der Raum oder anders gefragt, welche gemeinsame Aktivität bringt Patienten (und Mitarbeiter?) hier zwanglos zusammen? Für wieviele Leute ist der Raum gedacht? Welche Einrichtungen, Möbel und Geräte sind vorhanden und für welche Art Interaktion sind sie bestimmt? Gibt es Sitzmöglichkeiten, förmliche oder nichtförmliche, in welcher Entfernung voneinander, für aufrechtes oder entspanntes Sitzen? Gibt es dort Plätze zum Gehen, zum Reden, zum Verweilen und zum Anlehnen, Plätze für einen intensiven Austausch, zur gemeinsamen Arbeit? Was sind die vorherrschenden Farben, Werkstoffe, Gewebe, und welche Form der Interaktion legen sie nahe?

Grenzen: Was bildet die Grenzen dieses Raums? Handelt es sich um eine optische oder um eine akustische Grenze? Inwieweit wird der Platz durch die Grenzen ausgesondert? In welchem Maß steht er in Verbindung mit den angrenzenden Räumen?

Orientierung: Wie sind die Möbel angeordnet? Sind die Patienten einander zugewandt oder nach außen bzw. auf einen zentralen Punkt hin orientiert? Welche Möglichkeiten der Kommunikation bieten die Fenster und Türen mit anderen Bereichen der Klinik und mit der Außenwelt?

3. Bereiche für das Fachpersonal

Für jede Räumlichkeit, die als Bereich für das Fachpersonal gekennzeichnet ist z. B. die Büros), gelten die folgenden Fragen:

Bereich: Wie groß ist der Raum, wie hoch die Decke? Wie groß sind die Fenster? Welche Werkstoffe überwiegen (Holztäfelung, getünchte Wände, Holzbalken)? Welches sind die beherrschenden Farben und Gewebe an den Wänden, auf dem Boden, an den Möbeln? Fühlen sich die Stoffe rauh oder weich an, wirken sie kalt oder warm? Wie ist der Raum eingerichtet (Stühle, Schreibtisch, Bücherregale, Lampen, Teppiche)? Läßt sich daraus etwas über die Nutzung des Raumes sagen? Wurde der Raum mittels Bildern, Teppichen, Pflanzen und Photos persönlich gestaltet? Erlaubt dieser Raum eine Aussage über die Identität oder den Charakter seiner Benutzer, wie diese mit anderen in Beziehung treten? Inwieweit unterscheidet sich dieser Bereich von den Patientenbereichen, und was besagt das über Rollenbeziehungen oder Statusunterschiede?

Grenzen: Wie separat ist dieser Platz von den Patientenbereichen? Befindet er sich auf einer anderen Etage, abgesondert durch Türen oder Korridore? Können die Patienten ihn bequem erreichen? Wird hierbei etwas ausgesagt über die Absicht der Mitarbeiter, von hier aus mit den Patienten zu kommunizieren? Kann man davon ausgehen, daß die hier befindlichen Mitarbeiter grundsätzlich zur Verfügung stehen? Wie durchlässig ist die Grenze (die visuelle, die aurale) dieses Raumes, und was läßt sich von daher über den Intimitätsgrad hier stattfindender Interaktionen sagen?

Orientierung: Wie, in welchem Abstand voneinander und für welche Art sozialer Interaktion sind die Möbel angeordnet? Geht die Blickrichtung eher nach draußen? Welche Rolle kommt dem Eingangsweg zu für die Orientierung zu den übrigen Räumlichkeiten?

4. Bereiche für das übrige Personal

Von den vielen fachlich nichtausgebildeten Mitarbeitern (Hilfspfleger, Küchenpersonal) sind einige für den ihnen allen zugedachten Bereich zuständig. Die Beschaffenheit dieses Bereichs und seine Beziehung zu den Räumlichkeiten der Patienten sind ebenfalls unter dem Gesichtspunkt einer Botschaft aus der Umgebung zu begreifen, die für unsere Analyse hier relevant ist.

5. Die Klinik aus dem Blickwinkel der Besucher

Wohin gehen Besucher, Freunde und Familienangehörige, wenn sie der Klinik einen Besuch abstatten? Sind für sie besondere Bereiche vorgesehen? Handelt es sich dabei um Plätze, wo Mitarbeiter und Patienten ihre Besucher empfangen können? Auf welche Situationen zielen sie ab? Für jeden solchen Raum läßt sich fragen:

Bereich: Wie stehen hier die Möbel (Stühle, Couches, Lampen)? Welches Verhalten, welche Einstellung wird in diesem Zusammenhang als angemessen empfunden?

Grenzen: Wie sind die Grenzen dieses Raumes definiert? Welche Aussagen lassen sich im Hinblick auf die Beziehungen zwischen Patienten, Besuchern und Mitarbeitern daraus ableiten?

Orientierung: Wie, in welchem Abstand voneinander und für welche Art von Interaktion sind die Möbel angeordnet?

6. Die Erfahrung der Patienten mit der Gemeinschaft außerhalb der Klinik

Oft werden für Patienten Ausflüge außerhalb der Klinik und Besuche bei irgendwelchen Gemeindegruppen, aber auch die Teilnahme an Schulkursen und an Universitätsvorlesungen organisiert. Diese Unternehmungen sind Teil eines Prozesses, der den Patienten in die normale Alltagswelt reintegriert, bevor er aus der Klinik entlassen wird. Da diese Erfahrungen der Rückkehr in die Welt draußen für den Patienten oft entscheidend sind, darf der dazugehörige räumliche Kontext bei der Analyse nicht vergessen werden. Der architektonische Rahmen kann mitbestimmen, ob die Eindrücke der Außenwelt freundlich oder feindselig, gefällig oder hart, ohne jeden Bezug zum Klinikleben oder in einigen Punkten diesem ähnlich sind.

7. Hintergrundsinformation

Wer ist verantwortlich für all die Entscheidungen, welche die Umgebung betreffen (wer kontrolliert die verschiedenen Botschaften aus der Umgebung)? Wer traf die Entscheidung über den Standort der Klinik, wer wählte das Gebäude? Wer bestimmte, welche Veränderungen vorzunehmen waren, wie das Haus genutzt werden sollte, welche Räume welchem Zweck dienen sollten? Wer suchte die Farben, die Gewebe, die Werkstoffe, die Beleuchtung und die Möbel aus? Wer entwarf das Lay-out? Wurden diese Entschlüsse von einer unbekannten bzw. unpersönlichen Regierungsstelle, der Staatskommission oder von jemand Bekanntem gefaßt?

A 3. Eine Anmerkung zur Krankenrolle und zu einer therapeutischen Doppelbindung

Behandlungssysteme sind insofern eine Form sozialer Kontrolle, als man auf diese Weise an eine Seite des Patienten herankommt, die Parsons als Krankenrolle bezeichnet. Sobald eine Person für einer psychiatrischen Behandlung bedürftig erklärt wird, ist ihre Entscheidungsfreiheit in vielen Lebensbelangen eingeschränkt. Zugleich attestiert die Bezeichnung „psychiatrischer Patien" dem Betreffenden Invalidenstatus und enthebt ihn seiner sozialen Rollenverpflichtungen.

Auf die Funktionseinbußen, die mit der Etikettierung als psychiatrischer Patient gegeben sind, ist wiederholt hingewiesen worden. Wenn dieser Status einmal als rechtsgültig anerkannt ist, wird es für jedes Behandlungssystem schwierig, die Etikettierung rückgängig zu machen und die daraus folgenden Konsequenzen abzufangen. Dennoch ist eine Neubestimmung machbar, und genau das wird im therapeutischen Programm der High-Point-Klinik versucht.

Die Auffassung der High-Point-Mitarbeiter von der Krankheit und den krankheitsbedingten Beschränkungen ihrer Patienten verrät einen recht neuen und etwas paradoxen Standpunkt zur Krankenrolle des psychiatrischen Patienten. Die Programminstruktionen und -forderungen bringen die Patienten in – um einen Vorschlag von Gregory Bateson aufzugreifen – eine Art therapeutischer Doppelbindung.[1] In der gängigeren Version des Doppelbindungsbegriffes steht der Patient in einer „Verlierersituation", in der er verliert, ganz gleich ob er sich für „Kopf" oder für „Adler" entscheidet.

Bateson macht jedoch auch auf das therapeutische Potiental der Doppelbindung aufmerksam: die Patienten werden hier in eine anscheinend paradoxe Lage gebracht, aber in eine, in der sie unmöglich verlieren können. Bateson zitiert ein Beispiel für eine solche therapeutische Doppelbindung aus der Arbeit der begabten Psychotherapeutin Frieda Fromm-Reichman. Eine junge schizophrene Frau hatte sich ein komplexes religiöses Wahnsystem zurechtgebaut, in dem es von mächtigen Göttern wimmelte. Sie wies die Ärztin zu Beginn der Behandlung darauf hin, daß die Stimmen ihr verboten hätten, mit einem Arzt zu sprechen. Die Patientin sagte: „Gott R meint, ich sollte nicht mit Ihnen reden." Darauf Fromm-Reichman: „Für mich existiert dieser Gott R nicht, und überhaupt gibt es Ihre ganze Welt nicht... Für Sie gibt es sie... Deshalb bin ich bereit, mich mit Ihnen in der Sprache dieser Welt zu unterhalten... Gehen Sie also zu Ihrem Gott R und sagen Sie ihm, daß wir zu reden haben und holen Sie seine Erlaubnis ein...“[2] Nach Bateson stellt diese paradoxe Botschaft eine therapeutische Doppelbindung dar. Wie auch immer die Patienten reagiert – ob sie verneint, daß die Nachricht der Ärztin an die Götter weitergegeben werden kann, oder ob sie die Nachricht übermittelt und sich so zum Werkzeug der Therapeutin macht –, das Resultat ist in jedem Fall ein Gewinn für den Therapieprozeß.

Destruktive und therapeutische Doppelbindungen können in vielen Formen auftreten. Sie können vom Therapeuten direkt vermittelt werden, oder sie sind Teil eines ganzen Progamms.

Meiner Ansicht nach ist das High-Point-Klinikprogramm mit seiner Auffassung von psychiatrischer Krankheit und seinen Forderungen an die Patienten – ohne sich ausdrücklich dazu zu bekennen – ein gutes Beispiel für den Einsatz therapeutischer Doppelbindungen.

Das Programm ist scheinbar widersprüchlichen Positionen verpflichtet, die im einen Fall mit dem Schweregrad der psychiatrischen Krankheitsmerkmale und im anderen Fall mit der Fähigkeit des Patienten, den Anforderungen eines komplexen sozialtherapeutischen Programms nachzukommen, zusammenhängen. Einerseits verlangt die Klinikideologie, daß die Patienten als ernsthaft Kranke, die einer Langzeitbehandlung bedürfen, gesehen werden – eine Sichtweise, die den Patienten auf viele Weisen übermittelt wird. Andererseits lassen die Mitarbeiter bei ihrem täglichen Umgang mit den Patienten gegenteilige Erwartungen erkennen. Man erwartet, daß die Patienten wandelfähig sind und sich in den verschiedensten Situationen angemessen verhalten können, wie es für eine reibungslose Teilnahme an einem strukturell doch recht komplizierten Programm erforderlich ist.

Die Patienten werden also scheinbar paradoxen Wahrnehmungen, Erwartungen und Instruktionen ausgesetzt. Doch die Paradoxie bzw. die Doppelbindung ist eine therapeutische, weil sie eine „Umgestaltung" der Krankenrolle in eine Rolle mit sich bringt, die eine hoffnungsvollere und positivere Einschätzung der Kompatibilität von psychiatrischer Störung und sozialen Anforderungen zuläßt.

Obwohl diese Patienten per definitionem ernstlich krank sind, hält man sie doch zugleich für fähig, in einer komplexen sozialen Umgebung leben zu lernen. Im Rahmen des High-Point-Programms lernt der Patient, daß eine ernste psychiatrische Erkrankung den Erwerb sozialer Fertigkeiten, Deuterolernen und eine Beteiligung an zunehmend komplizierteren Situationen und Aufgaben *nicht ausschließt*. Wenn die Patienten dieses paradoxe Konzept annehmen, ist ihre Krankheit nicht mehr grundsätzlich unvereinbar mit sozialem Lernen und Leben innerhalb und außerhalb einer Behandlungssituation.

Quellenangaben und Anmerkungen

Teil I

Kapitel 1

1. Gunderson, J.G., Will, O.A., & Mosher, L.R. (Eds.). *The principles and practice of milieu therapy.* New York: Jason Aronson, 1983.
2. Lennard, H.L., & Allen, S.D. The treatment of drug addictions: Toward new models. *International Journal of Addictions,* 1973, 8 (3), 521–535.
3. Lennard, H.L., & O'Briant, R. *Recovery from alcoholism.* Springfield, IL: Charles C. Thomas, 1973.
4. Jansen, E. (Ed.) *The therapeutic community.* London: Croom Helm, 1980.
5. Zubin, J. The role of vulnerability in the etiology of schizophrenic episodes. In J.W. West, & D.E. Flinn (Eds.), *The treatment of schizophrenia.* New York: Grune & Stratton, 1976.
6. Die These wurde in der einen oder anderen Version von vielen Forschern vertreten, aber Zubin brachte sie in die klarste Form. In einer 1970 publizierten Arbeit schlug ich die Kommunikationsparamenter vor, die als Stressoren wirken können: „Gewisse qualitative Kommunikationsinhalte sind leichter zu bewältigen als andere ... Solche Schwierigkeiten entstehen nicht nur aus einem *quantitativen Ungleichgewicht* in der Verteilung bestimmter Kommunikationsformen ... einige Personen sind anfälliger für negative oder destruktive Kommunikation und weniger fähig, extremen Anforderungen nachzukommen. Eine solche Anfälligkeit ist möglicherweise auf unterschiedliche Schwellen bei der Wahrnehmung von Angriffen und Forderungen oder auf eine Kompensationsunfähigkeit zurückzuführen... Dieses Phänomen ist vielleicht analog der Fähigkeit des Organismus, schädliche Substanzen, denen er ausgesetzt ist, zu verarbeiten und zu neutralisieren." Lennard, H.L., Bernstein, A. *Patterns in human interaction,* 2nd Edn. San Francisco, CA: Jossey-Bass, 1970, S. 184.
7. Bateson, G. Theory versus empiricism. In M. Berger (Ed.), *Beyond the double bind.* New York: Brunner-Mazel, 1979, pp. 234-237.
8. Drury, M. O'C. Conversations with Wittgenstein. In R. Rhees (Ed.), *Recollections of Wittgenstein.* Oxford: Oxford University Press, 1984.
9. Fromm-Reichmann, F. Notes on the development of treatment of schizophrenics by psychoanalytic psychotherapy, *Psychiatry,* 1948, II, pp. 263-273.
10. Vgl. Zit. 9.
11. Will, O.A., Jr. Psychotherapy and schizophrenia: Implicationsf for human living. In *Psychotherapy of schizophrenia,* Proceedings of the IVth International Symposium, Turku, Finland, 1971. Amsterdam: Excerpta Medica.

Kapitel 2

1. Jones, M. *The therapeutic community*. New York: Basic Books, 1953.
2. Hoffmann, H.A. The halfway house as a therapeutic community: A useful model or a burdensome myth? In E. Jansen, (Ed.), *The therapeutic community*. London: Croom Helm, 1980, pp. 72-85.
3. Hoffmann, H.A., vgl. Zit. 2.
4. Der Begriff der therapeutischen Arbeit wurde durch die Analyse der „Gefühlsarbeit" – eingeführt von Anselm Strauss und Kollegen – nahegelegt. Siehe z. B. Strauss, A. et al.: Gefühlsarbeit. *Kölner Zeitschrift für Soziologie und Sozialpsychologie*, 1980, Heft 4, Westdeutscher Verlag, Opladen.
5. Goode, W.J. *The celebration of heroes*. Berkeley, CA: University of California Press, 1978, p. 1.
6. Goode, W.J., vgl. Zit. 5.
7. Goode, W.J., vgl. Zit. 5, S. 6.
8. Goode, W.J., vgl. Zit. 5, S. 31.
9. Goode, W.J., vgl. Zit. 5, S. 33.
10. Becker, H. Personal change in adult life. *Sociometry* 1964, 27, pp. 40-53.
11. Becker, H., vgl. Zit. 10.
12. Bettelheim, B. *A home for the heart*. New York: Alfred A. Knopf, 1974, p. 42.

Kapitel 3

1. Bateson, G. Social planning and the concept of „deuterolearning". *Science, Philosophy and Religion,* Second Symposium, Sept. 2 1942, pp. 81-97.
2. Lennard, H.L., & Bernstein, A. *The anatomy of psychotherapy*. New York: Columbia University Press, 1960, pp. 27-28.
3. Fromm-Reichmann, F. Notes on the development of treatment of schizophrenics by psychoanalytic psychotherapy. *Psychiatry,* 1948, 11, pp. 263-273.
4. Sullivan, H.S. quoted in Will, O.A., Jr. Psychotherapy and schizophrenia: Implications for human living. In *Psychotherapy of schizophrenia,* Proceedings of the IVth International Symposium, Turku, Finland, 1971. Amsterdam: Excerpta Medica.
5. Bettelheim, B. *A home for the heart*. New York: Alfred A. Knopf, 1974.
6. Siehe Kapitel 11, Tabelle 11.1.

Teil II

Kapitel 4

1. Lennard, H.L., & Ransom, D.C. *The therapeutic community: Study of a model,* 1972. (Available from Gralnick Foundation, Port Chester, NY).

2. Lennard, H.L., & Allen, S.D. The treatment of drug addictions: Toward new models. *International Journal of the Addictions,* 1973, 8 (3), 521-535.
3. Lennard, H.L., & O'Briant, R. *Recovery from alcoholism.* Springfield, IL: Charles C. Thomas, 1983.
4. Lennard, H.L., & Bernstein, A. *The anatomy of psychotherapy.* New York: Columbia University Press, 1960.
5. Lennard, H.L., & Bernstein, A. *Patterns in human interaction.* San Francisco, CA: Jossey-Bass, 1970.
6. Lazarsfeld, P.F. Evidence and inference in social research. *Daedalus* 1958, 87 (4).
7. Strauss, A.L., & Glaser, B.G. *The discovery of grounded theory.* New York: Aldine Pub. Co., 1967.
8. Bales, R.F. Preface, vgl. Zit. 4.
9. Barker, R. *The stream of behavior.* New York: Appleton-Century Crofts, 1963.
10. Caudill, W. *The psychiatric hospital as a small society.* Cambridge, MA: Harvard University Press, 1958.
11. Goffman, E. *Asylums.* Garden City, NY: Doubleday, 1961.
12. Stanton, A., & Schwartz, M.S. *The mental hospital.* New York: Basic Books, 1954, p. 429.
13. Stanton & Schwartz, vgl. Zit. 12, S. 448.
14. Lieberman, R. P. Research on the psychiatric milieu. In J.G. Gunderson, O.A. Will, & L.R. Mosher (Eds.). *Principles and practice of milieu therapy.* New York: Jason Aronson, 1983, p. 78.

Teil III

Kapitel 5

1. Ich bin Anselm Strauss und Kollegen für ihr Konzept der Gefühlsarbeit, das sie in ihrer Analyse der Tätigkeiten von medizinischem Personal mit chronisch kranken Patienten vorstellten, verpflichtet. Ihre Erweiterung des Begriffs der professionellen Arbeit über die traditionelle Analyse von Berufsrollen hinaus war mir eine große Hilfe bei der Formulierung des anders- und vielleicht einzigartigen Begriffs der therapeutischen Arbeit, der sich über die Jahre im Rahmen des High-Point-Klinikprogramms entwickelt hat. (Siehe z. B. Strauss, A. et al.: *Gefühlsarbeit. Kölner Zeitschrift für Soziologie und Sozialpsychologie,* Heft 4, 1980, Westdeutscher Verlag, Opladen). Strauss, A. et al. *Sentimental work in the technologized hospital.* Dept. of Social and Behavioral Sciences, Univ. of Calif. 1982 (mimeo).
2. Aus einem Interview mit A. Gralnick.
3. Vgl. Zit. 1.

Kapitel 7

1. „... die räumliche Umgebung wird als selbstverständlich angesehen ... für jede Umgebung gibt es zahllose Design- und Stoffvarianten. Diese Unterschiede werden bei der

Suche nach den Faktoren, welche die vorgeschriebenen Verhaltensweisen erleichtern oder hemmen, im allgemeinen gerne ignoriert." Proshansky, H., Ittelson, W., & Rivlin, L., Freedom of choice and behavior in an physical setting. In H. Proshansky, W. Ittelson, & L. Rivlin (Eds.), *Environmental psychology*. New York: Holt, Rinehart & Winston, 1970, p. 173. Wenige Studien beschreiben das Spektrum der möglichen therapeutischen Wirkungen der räumlichen Umgebung in Psychohygieneprogrammen. Die aufschlußreichste und umfassendste Analyse therapeutischer Konsequenzen der baulichen Umgebung findet sich in Bettelheims „A home for the Heart". Er beschreibt darin am Beispiel einer Klinik für schizophrene Kinder, mit welcher Sorgfalt man auf Umfeldinformationen achtete, wie sie von der Größe, vom Stil und von den Baustoffen des Gebäudes, von den räumlichen Verhältnissen, von der Größe und Lage der Zimmer, von den Fenstern, von der Oberflächengestaltung, von den Farben, Stoffen, Lacken und vom Design und von der Anordnung der Möbel übermittelt werden. Bettelheim, B. *A home for the heart*. New York: Alfred Knopf, 1974.

2. Das von Barker beschriebene Konzept der „Verhaltenssituation" gab den Anstoß für Untersuchungen zum Einfluß der Situation auf das Verhalten. Barker, R. *The stream of behavior*. New York: Appleton-Century Crofts, 1963.

3. „... die räumliche Umgebung ... gibt den Rahmen für die Darstellung des Schauspielers und definiert vielleicht sogar dessen Rolle in Hinsicht auf bestimmte menschliche Beziehungen und Aktivitäten." Proshansky, Ittelson, & Rivlin, Freedom of choice and behavior in a physical setting. In *Environmental psychology*. New York: Holt, Rinehart & Winston, 1970, p. 173.
In einer Analyse kleineren Stils diskutiert Robert Sommer den Einfluß der Einrichtung auf soziale Interaktionen in psychiatrischen Kliniken. Sommer, R. *The behavioral basis of design*. Englewood Cliffs, NJ: Prentice Hall, 1969.

4. „... man sollte ernsthaft in Betracht ziehen, eine Pflegestation einzurichten, in der die Bauweise und Raumgestaltung dem Sicherheitsempfinden, dem Selbstwert, der Stabilität und dem Freiraumbedürfnis des Patienten zugute kommen." (Überlegungen zur Planung und zum Design psychiatrischer Stationen in Allgemeinkrankenhäusern.) Gershon, H., & Voorheis, H. *Administration in Mental Health*, Spring 1984, 11 (3), 207.

5. Es wird behauptet: „Kinder internalisieren nicht nur Familienbeziehungen und soziale Muster, sondern auch ihre Erfahrung mit der räumlichen Umgebung." Crowhurst-Lennard, S., The child's conception of built space: An exploratory study. *Education*, Winter 1978, 99 (2), 157-162.
Sivadons Standpunkt, die Persönlichkeit resultiere aus der Internalisierung der fortlaufenden Beziehung des Organismus mit seiner Umgebung, brachte ihn dahin, vorzuschlagen, die Umgebung als eine potentielle Therapieform für psychiatrische Patienten zu verstehen. Sivadon, P., Space as experienced: Therapeutic implications. *Environmental psychology op. cit.*, pp. 409-419.

6. Bettelheim diskutiert recht eingehend die Bedeutung des Einrichtungsstils in einer psychiatrischen Kinderklinik. Bettelheim, vgl. Zif. 1.

7. Die Definition von Smith von Bereich als „eingekapselte Autonomiezone" erfaßt das Gefühl der Individualität, welches durch die Inbesitznahme eines Bereiches gefördert wird. Smith, D., Household ecology. Unpublished paper, University of California, Berkeley, CA. 1965.

8. „Unsere Erfahrung zeigt, daß im Gegensatz zu einer weitverbreiteten Meinung Komfort und angenehmer Lebensstil einer Therapie förderlich sind." Bettelheim, s. Zit.1, S. 40.

9. Erving Goffman beschreibt, wie Patienten in einer „totalen Institution" sich bemühten, ihren eigenen „persönlichen Bereich" zu bewahren. Goffman E. *Asylums*. Garden City, NY: Anchor Doubleday, 1961, p. 243.

10. Eine eingehende Diskussion über die Bedeutung von Grenzen ist zu finden bei Crowhurst-Lennard, S., & Lennard, H. Architecture: Effect of territory, boundary and orientation on family functioning. *Family Process,* March 1977, 16 (1). 49-66.

11. Korridore sind wegen ihrer hervorstechenden Merkmale in den meisten staatlichen Psychiatrieabteilungen häufig der Gegenstand von Studien. In der Mehrzahl der Fälle lautet die Schlußfolgerung wie die von Sivadon: „Ein Korridor von über 40 m Länge flößte selbst bei heller Beleuchtung Angst ein, wenn keine Schutzmöglichkeiten oder Seitentüren vorhanden waren." Sivadon, s. Zit. 5, S. 416.

12. Der Einfluß der Bauweise auf die Personal-Patient-Rollenbeziehungen ist oft festgestellt worden. „Territorialverhalten leistet gute Dienste bei der Definition und Organisation verschiedener Rollenbeziehungen ... Die Kontrolle über spezifische Bereiche und die Rollenbeziehungen zwischen den Menschen sind eng miteinander verquickt." Proshansky et al., Freedom of choise and behavior in a physical setting. *op. cit.* 1, p. 180.

13. Eine Analyse eines ungewöhnlichen, aber erfolgreichen sozialen Modells für ein Alkoholismus-Entgiftungszentrum in einem sanierten Gemeindefeuerwehrhaus findet sich bei Crowhurst, S.H. The Environment of Starting Point. Unpublished paper, San Francisco, CA, 1972.

14. Die Baukonstruktionsmethoden werden bei Analysen psychiatrischer Kliniken nur selten berücksichtigt, obwohl ihre Bedeutung in anderem Zusammenhang längst erkannt worden ist. Siehe Crowhurst-Lennard, S.H. *Explorations in the meaning of architecture.* Woodstock, NY: Gondolier Press, 1980.

15. Eine Diskussion der Bedeutung der Baustoffe, ihrer Art, Farbe, Textur und Oberflächenbeschaffenheit ist zu finden in *Explorations in the meaning of architecture,* s. Zit. 14.
Man hat festgestellt, daß „... der gestörte Patient von Farben, Texturen, Formen und sogar von räumlichen Anordnungen stark beeinflußt wird. Tatsächlich haben wir manchmal mit Patienten zu tun, deren Bewußtsein von ihrer Umgebung eine ausgeprägte Wirkung auf die Verhaltens- und Stimmungsbildung ausübt." Gershon & Voorheis, vgl. Zit. 4, S. 206.

16. Der Begriff der „Jurisdiktion" spielt hier eine Rolle. Roos, P. Jurisdiction: An ecological concept. *Environmental psychology, op. cit.* pp. 239-246.

17. Diese Paradigma wurde ursprünglich bei der Wohnungsanalyse verwendet. Siehe Crowhurst, S.H., A house is a metaphor. *Journal of Architectural Education,* XXVII (2,3), 35-53.

18. Goffman, E. *Relations in public.* New York: Harper & Row, 1971, p. 63.

19. Lennard, H.L., & Bernstein, A. *Patterns in human interaction.* San Francisco, CA: Jossey-Bass, 1970, pp. 158-160.

Kapitel 8

1. Gralnick, A. *Humanizing the psychiatric hospital.* New York: Jason Aronson, 1975.

2. Da man systematisch vorgehen wollte, war es notwendig, einen Wertekatalog zu entwickeln, an dem die wesentlichsten Punkte deutlich wurden, um welche die Alltagserfahrungen der Patienten organisiert sind.
Es war unbedingt erforderlich, daß die Prüfung der Werte in einer Form geschah, die für die Patienten verständlich und annehmbar war.
Das Wertinterview lief in zwei Phasen ab: Zunächst wurden die Patienten gebeten, sich eine Reihe von Aussagen anzusehen (die auf 3 x 5 Inch großen Karten einzeln dargeboten wurden) und anzugeben, ob der angesprochene Wert (z. B. anderen Men-

schen behilflich sein) ihnen sehr viel bedeutet oder nicht so wichtig für sie ist. Dementsprechend ergab sich eine Verteilung der Aussagen in zwei Gruppen.

Diese Gruppierung war jedoch nur der erste Schritt. Nach Beendigung dieser Aufgabe wurden die Patienten gebeten. Beispiele für die ihnen wichtigen Werte zu geben. Wenn sie z. B. „anderen behilflich sein" als wichtig einstuften, sollten sie aus ihrem Alltagsleben eine Situation nennen, die die Bedeutung dieses Werts veranschaulicht. In dem Interview wurden ganz unvermeidlich auch andere Prioritäten sichtbar und in weiteren Untersuchungen mitberücksichtigt.

3. Boszormenyi-Nagy, I., & Krasner, B. Trust based therapy: A contextual approach. *The American Journal of Psychiatry,* July 1980, 137 (7), 761.
4. Berger, P.L. *A rumor of angels.* Garden City, NY: A Doubleday Anchor Book, 1970, p. 53.
5. Mayeroff, M. *Caring.* New York: Harper & Row Perennial Library, 1971, pp. 41-42.
6. Mayeroff, W., vgl. Zit. 5, S. 11.
7. Berger, P., vgl. Zit. 4, S. 53.
8. Berger, P., vgl. Zit. 4, S. 61.
9. Frank, J. *Persuasion and healing.* New York: Schocken Books, 1963, p. 54.
10. Will, O.A., Jr. Psychotherapy and schizophrenia: Implications for human living. In *Psychotherapy of schizophrenia,* Proceedings of the IVth International Symposium, Turku, Finland, 1971. Amsterdam: Excerpta Medica, p. 34.
11. Huizinga, J. *Homo ludens.* Boston, MA: The Beacon Press, 1955.
12. Lennard, H.L., & Bernstein, A. *Patterns in human intercation.* San Francisco, CA: Jossey-Bass, 1970, p. 197.
13. Berger, P.L., vgl. Zit. 4, S. 59.
14. Cousins, N. The anatomy of an illness. *New England Journal of Medicine,* 1976, *259,* pp. 1458-1463.

Teil IV

Kapitel 9

1. McIntyre, A. Patients as agents. In S.F. Spicker, & H.T. Engelhardt, Jr. (Eds.), *Philosophical medical ethics.* Dordrecht, Holland: D. Reidel, 1972, pp. 192-212.
2. Boszormenyi-Nagy, I., & Krasner, B. R. Trust based therapy: A contextual approach. *The American Journal of Psychiatry,* July 1980, *137 (7).*
3. Gralnick, A. *Humanizing the psychiatric hospital.* New York: The Gralnick Foundation, 1975, p. 72.
4. Ramsey, P. *The patient as person.* New Haven, CT: Yale University Press, 1970, pp. XI-XII.
5. Mill, J. S. *On liberty.* London: J. W. Parker, 1859.
6. Jonsen, A.E., & Hellegers, A. E. Conceptual foundations for an ethics of medical care. L. R. Tancredi (Ed.), *Ethics of health care.* Washington DC: National Academy of Science, 1974.
7. Gralnick, A., vgl. Zit. 3.
8. Gralnick, A. Personal communication (taped interview).

9. Boszormenyi-Nagy, I. Ethics of human relationships and the treatment contract. In H.L. Lennard & S. Crowhurst-Lennard (Eds), *Ethics of health care*. Woodstock, NY: Condolier Press, 1980, p. 53.
10. Boszormenyi-Nagy, I., vgl. Zit. 9, S. 123.
11. Mayeroff, M. *Caring*. New York: Harper & Row, Perennial Library, 1971, p. 79.
12. Foot, P. The problem of abortion and the doctrine of double effect. *Oxford Review*, 1967, *5*, pp. 5-15.
13. Fromm-Reichmann, F. Notes on the development of treatment of schizophrenics by psychoanalytic psychotherapy. *Psychiatry*, 1948, *II*, pp. 263-273.
14. Fromm-Reichman, F., vgl. Zit. 13.

Kapitel 11

1. „Der dramatische Effekt der Kurzsitzung ist von Lacanianern mit einem ‚Erwachen des Patienten aus einem traumähnlichen Zustand' verglichen worden." Schneiderman, S. *Jacques Lacan: The death of an intellectual hero*. Cambridge, MA: Harvard University Press, 1983.
2. Shands, H. *The war with words*. The Hague: Mouton, 1971.
3. Der Ausdruck „synergistisch" wurde unlängst von dem Familientherapeuten David Mendell wieder in die Diskussion von Formen sozialer Intervention geworfen. Mendell verwendet diesen Begriff zur Erklärung der günstigen Veränderungen, die bei der Behandlung mancher Patienten durch den gleichzeitigen Einsatz von Einzel-, Gruppen- und Familientherapieformen erzielt werden.
4. Davis, F. Definitions of time and recovery in paralytic polio convalescence. *American Journal of Sociology*, May 1956, pp. 582-587.
5. Roth, J.A. *Timetables: Structuring the passage of time in hospital treatment and other careers*. Indianapolis: Bobbs-Merrill, 1963.
Es ist eine Tugend der Rothschen Studie, daß sie sich auf systematische Forschung und auf persönliche Erfahrung stützt. Der Soziologe Julius Roth verbrachte selbst einige Zeit als Patient in einem Lungenheilsanatorium.
6. So wie die Infektanfälligkeit weiterhin ein Merkmal symptomfreier TBC-Patienten ist.

Teil V

Anhang 1

1. Kraepelin, E. *One hundred years of psychiatry*. New York: The Citadel Press, 1962.
2. Bateson, G. Theory versus empiricism. In M. Berger (Ed.), *Beyond the double bind*. New York: Brunner-Mazel, 1978, p. 234.
3. Zola, I.K. Reflecting on directions in psychotropic drug research. In R. Cooperstock (Ed.), *Social aspects of the medical use of psychotropic drugs*. Toronto: Addiction Research Foundation of Ontario, 1974, p. 164.
4. Lennard, H.L., & Crowhurst-Lennard, S. *Ethics of health care*. Woodstock, NY: Gondolier Press, 1979, p. 3.

5. Will, O.A., Jr. *Psychotherapy*. Presented at the International Conference on Psychoanalysis and Family Therapy, Philadelphia, Oct. 20, 1975. Unpublished lecture.
6. Will, O.A., Jr. Psychotherapy and schizophrenia: Implications for human living. In *Psychotherapy of schizophrenia,* Proceedings of the IVth International Symposium, Turku, Finland, 1971. Amsterdam: Excerpta Medica.
7. Studien haben gezeigt, daß die Prävalenz der tardiven Dyskinesie bei einigen chronisch stationären und mit Neuroleptika behandelten Patientengruppen bis zu 50% beträgt. Konservativere Schätzungen der „wahren" Prävalenz der tardiven Dyskinesie liegen im Bereich von 20-30%. Siehe dazu Kane, J.M., & Smith, J. Tardive Dyskinesia, prevalence and risk factors, 1959-1979. *Archives of General Psychiatry,* 1982, *39,* pp. 473-481, and: Baldessarini, R.J. *Chemotherapy in psychiatry.* Cambridge, MA: Harvard University Press, 1977.
Es fällt schwer, sich eine andere medizinische Behandlung vorzustellen, die bei längerer Anwendung bei einem Drittel der Patienten ernste und irreversible Nebenwirkungen zeitigt. Trotzdem gibt es wenig Hinweise, daß der Einsatz von Neuroleptika als Therapie der Wahl für schwere psychische Störungen rückläufig ist.
8. Fromm-Reichmann, F. Notes on the development of the treatment of schizophrenics by psychoanalytic psychotherapy. *Psychiatry,* 1948 *II,* pp. 263-273.
9. Arieti, S. *Understanding and helping the schizophrenic,* New York: Simon & Schuster, 1980.
10. Lidz, T. *A psychosocial orientation to schizophrenic disorders.* Keynote address to Eighth International Converence on the Psychotherapy of Schizophrenia, New Haven, Oct. 1984.
11. Ciompi, L. Modellvorstellungen zum Zusammenwirken biologischer und psychosozialer Factoren in der Schizophrenie. *Fortschritte der Neurologie-Psychiatrie,* 1984, *52,* pp. 200-206, George Thieme Verlag, Stuttgart.
12. Vgl. Zit. 5 u. 6.
13. Gostin, L. *A human condition.* London: Mind, 1977.
14. Bateson, G., vgl. Zit. 2, S. 234.
15. Fromm-Reichmann, F., vgl. Zit. 8, S. 179.
16. Lemert, E.M. *Social pathology.* New York: McGraw-Hill, 1951.
17. Scheff, T.J. *Being mentally ill: A sociological theory.* New York: Aldine, 1966.

Anhang 3

1. Bateson, G. et al. Toward a theory of schizophrenia. *Behavioral Science,* 1956, *1* (4), 251-264.
2. Vgl. Zit. 1, S. 264.

Literaturverzeichnis

Arieti, S. *Understanding and helping the schizophrenic*. New York: Simon & Schuster, 1980.

Baldessarini, R.J. *Chemotherapy in psychiatry*. Cambridge, MA: Harvard University Press, 1977.

Barker, R. *The stream of behavior*. New York: Appleton-Century Crofts, 1963.

Bateson, G. Social planning and the concept of deuterolearning. *Science, Philosophy and Religion*, Second Symposium Sept. 2, 1942, pp. 81-97.

Bateson, G. Theory versus empiricism. In M. Berger (Ed.), *Beyond the double bind*. New York: Brunner-Mazel, 1978.

Bateson, G. et. al. Toward a theory of schizophrenia. *Behavioral Science*, 1956, *1* (4), 251-264.

Becker, H. Personal change in adult life. *Sociometry*, March 1964, *27*, pp. 40-53.

Berger, P.L. *A rumor of angels*. Garden City, NY: A Doubleday Anchor Book, 1970.

Bettelheim, B. *A home for the heart*. New York: Alfred A. Knopf, 1974.

Boszormenyi-Nagy, I. Ethics of human relationships and the treatment contract. In H.L. Lennard & Crowhurst-Lennard (Eds.), *Ethics of health care*. Woodstock, NY: Gondolier Press, 1980.

Boszormenyi-Nagy, I., & Krasner, B. Trust based therapy: A contextual approach. *The American Journal of Psychiatry*, July 1980, *137* (7), 767-775.

Caudill, W. *The psychiatric hospital as a small society*. Cambridge, MA: Harvard University Press, 1958.

Ciompi, L. Modellvorstellungen zum Zusammenwirken biologischer und psychosozialer Faktoren in der Schizophrenie. *Fortschritte der Neurologie-Psychiatrie*, 1984, *52*, pp. 200-206, George Thieme Verlag, Stuttgart.

Cousins N. The anatomy of an illness. *New England Journal of Medicine*, 1976, *259*, pp. 1458-1463.

Crowhurst, S.H. A house is a metaphor. *Journal of Architectural Education*, 1974, *XXVII* (2,3), 35-53.

Crowhurst-Lennard, S.H. The child's conception of built space: An exploratory study. *Education*, Winter 1978, *99* (2), 157-162.

Crowhurst-Lennard, S.H. *Explorations in the meaning of architecture*. Woodstock, NY: Gondolier Press, 1980.

Crowhurst-Lennard, S. & Lennard, H.L. Architecture: Effect of territory, boundary and orientation on family functioning. *Family Process*, March 1977, *16* (1), 49-66.

Davis, F. Definitions of time and recovery in paralytic polio convalescence. *American Journal of Sociology*, May 1956, pp. 582-587.

Drury, M.O.'C. Conversations with Wittgenstein. In R. Rhees (Ed.), *Recollections of Wittgenstein*. Oxford: Oxford University Press, 1984.

Foot, P. The problem of abortion and the doctrine of double effect. *Oxford Review*, 1967, *5*, pp. 5-15.

Frank, J. *Persuasion and healing*. New York: Schocken Books, 1963.

Fromm-Reichmann, F. Notes on the development of treatment of schizophrenics by psychoanalytic psychotherapy. *Psychiatry,* 1948, *II,* pp. 263-273.

Goffman, E. *Asylums.* Garden City, NY: Doubleday, 1961.

Goffman, E. *Relations in public.* New York: Harper & Row, 1971.

Goode, W.J. *The celebration of heroes.* Berkeley, CA: University of California Press, 1978.

Gostin, L. *A human condition.* London: Mind, 1977.

Gralnick, A. *Humanizing the psychiatric hospital.* New York: Jason Aronson, 1975.

Gunderson, J.G., Will, O.A., & Mosher, L.R. (Eds.). *The principles and practice of milieu therapy.* New York: Jason Aronson, 1983.

Hall, E.T. *The hidden dimension.* New York: Doubleday, 1966.

Hoffman, H.A. The halfway house as a therapeutic community: A useful model or a burdensome myth? In E. Jansen (Ed.), *The therapeutic community.* London: Croom Helm, 1980, pp. 72-85.

Huizinga, J. *Homo ludens.* Boston: Beacon Press, 1955.

Jansen, E. (Ed.). *The therapeutic community.* London: Croom Helm, 1980.

Jones, M. *The therapeutic community.* New York: Basic Books, 1953.

Jonsen, A.E., & Hellegers, A.E. Conceptual foundations for an ethics of medical care. In L.R. Tancredi (Ed.), *Ethics of health care.* Washington, DC: National Academy of Science, 1974.

Kane, J.M., & Smith, J. Tardive dyskinesia: Prevalence and risk factors. 1959-1979. *Archives of General Psychiatry,* 1982, *39,* pp. 473-481.

Kraepelin, E. *One hundred years of psychiatry.* New York: Citadel Press, 1962.

Lazarsfeld, P.F. Evidence and inference in social research. *Daedalus* 1958, *87* (4).

Lemert, E.M. *Social pathology.* New York: McGraw-Hill, 1951.

Lennard, H.L., & Allen, S.D. The treatment of drug addictions: Toward new models. *International Journal of the Addictions,* 1973, *8* (3), 521-535.

Lennard, H.L. & Bernstein, A. *The anatomy of psychotherapy.* New York: Columbia University Press, 1960.

Lennard, H.L., & Bernstein, A. *Patterns in human interaction.* San Francisco, CA: Jossey-Bass, 1970.

Lennard, H.L., & Crowhurst-Lennard, S. *Ethics of health care.* Woodstock, NY: Gondolier Press, 1979, p. 3.

Lennard, H.L., & O'Briant, R. *Recovery from alcoholism.* Springfield, IL: Charles C. Thomas, 1983.

Lennard, H.L., & Ransom, D.C. *The therapeutic community: Study of a model.* 1972. Available from Gralnick Foundation, Port Chester, NY.

Lidz, T. *A psychosocial orientation to schizophrenic disorders.* Keynote address to Eighth International Conference on the Psychotherapy of Schizophrenia, New Haven, CT, Oct. 1984.

Liebermann, R.P. Research on the psychiatric milieu. In J. G. Gunderson, O.A. Will, & L.R. Mosher (Eds.), *Principles and practice of milieu therapy.* New York: Jason Aronson, 1983, pp. 67-87.

Mayeroff, M. *Caring.* New York: Harper & Row Perennial Library, 1971.

McIntyre, A. Patients as agents. In S.F. Spicker & H.T. Engelhardt (Eds.), *Philosophical medical ethics.* Dordrecht, Holland: D. Reidel, 1972, pp. 192-212.

Mill, J. S. *On liberty.* London: J.W. Parker, 1859.

Proshansky, H., Ittelson, W., & Rivlin, L. *Environmental psychology.* New York: Holt, Rinehart & Winston, 1970.

Ramsey, P. *The patient as person.* New Haven, CT: Yale University Press, 1970, pp. XI-XII.

Roth, J. A. *Timetables: Structuring the passage of time in hospital treatment and other careers.* Indianapolis: Bobbs-Merrill, 1963.

Scheff, T.J. *Being mentally ill: A sociological theory.* New York: Aldine, 1966.

Scheflen, A. E. *How behavior means*. New York: Gordon & Breach, 1973.

Schneiderman, S. *Jacques Lacan: The death of an intellectual hero*. Cambridge, MA: Harvard University Press, 1983.

Shands, H. *The war with words*. The Hague: Mouton, 1971.

Sommer, R. *Personal space: The behavioral basis of design*. Englewood Cliffs, NJ: Prentice Hall, 1969.

Stanton, A., & Schwartz, M.S. *The mental hospital*. New York: Basic Books, 1954.

Strauss, A.L., & Glaser, B.G. *The discovery of grounded theory*. New York: Aldine, 1967.

Strauss, A.L. et al. Gefühlsarbeit. *Kölner Zeitschrift für Soziologie und Sozialpsychologie*, Heft 4, 1980, Westdeutscher Verlag.

Strauss, A.L. et al. *Sentimental work in the technologized hospital*. Dept. of Social and Behavioral Sciences, Univ. of California, 1982 (mimeo).

Will, O.A., Jr. Psychotherapy and schizophrenia: Implications for human living. In *Psychotherapy of schizophrenia*, Proceedings of the IVth International Symposium, Turku, Finland, 1971. Amsterdam: Excerpta Medica.

Will, O.A., Jr. *Psychotherapy*. Presented at the International Conference of Psychoanalysis and Family Therapy, Philadelphia, Oct. 20, 1975. Unpublished lecture.

Zola, I.K. Reflecting on directions in psychotropic drug research. In R. Cooperstock (Ed.), *Social aspects of the medical use of psychotropic drugs*. Toronto: Addiction Research Foundation of Ontario, 1974.

Zubin, J. The role of vulnerability in the etiology of schizophrenic episodes. In J.W. West, & D.E. Flinn (Eds.), *The treatment of schizophrenia*. New York: Grune & Stratton, 1976.

Sachverzeichnis